*T*räumen Sie auch manchmal von einem Zauberstab, der Ihren Körper im Nu straff, gesund und schön zaubern würde? So unwahrscheinlich ist das gar nicht. Schließlich gibt es das Zauberband: 8 Sekunden für Arme und Rücken, 10 Sekunden für Beine und Po – im Nullkommanichts straffen und formen Sie Ihren Body so, wie Sie es sich immer gewünscht haben. Handlich wie ein Zauberstab ist das Band auch: So ist Ihr Fitness-Studio immer parat, selbst auf Reisen. Viel Spaß mit dem gelben Wunder!

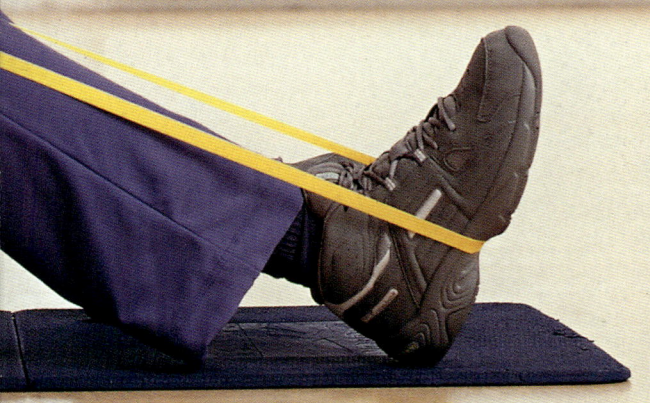

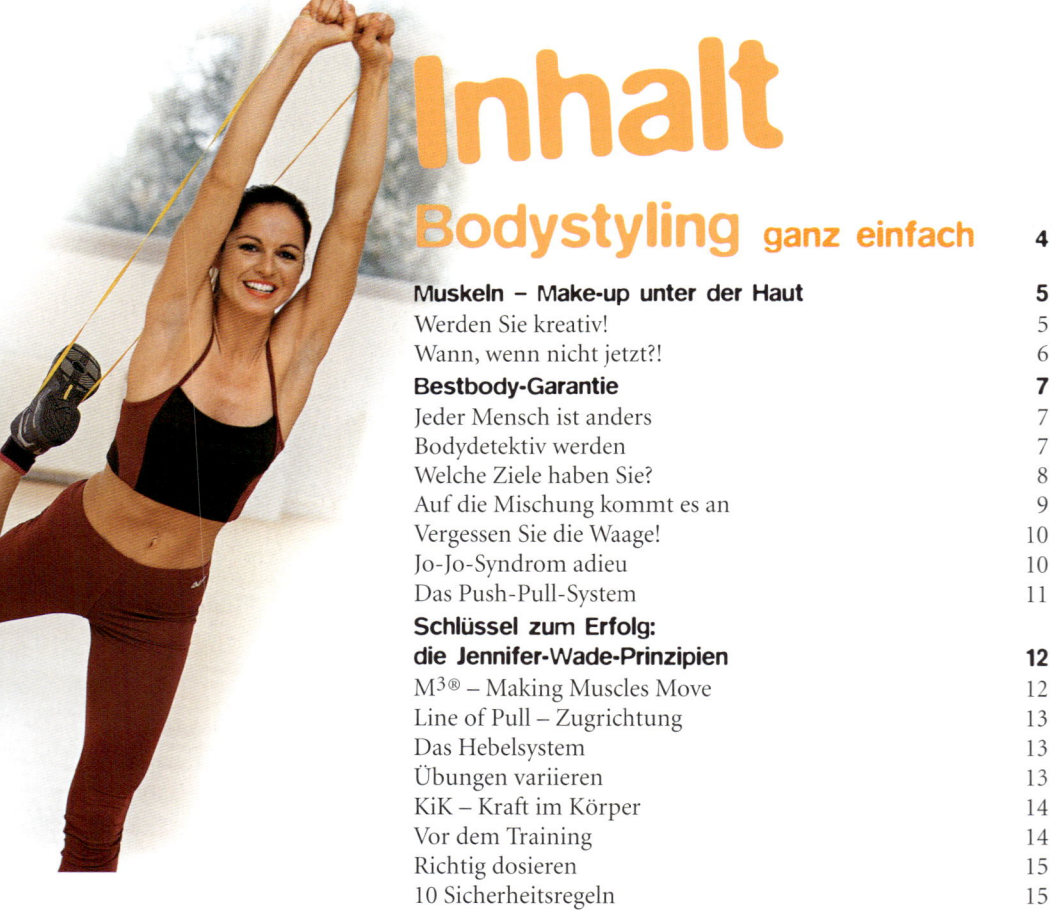

Inhalt

Bodystyling ganz einfach

Kraftzentrum Bauch

Pull for Power

Pull for Power – Extra

Rubberband:
Body-
styling
ganz einfach

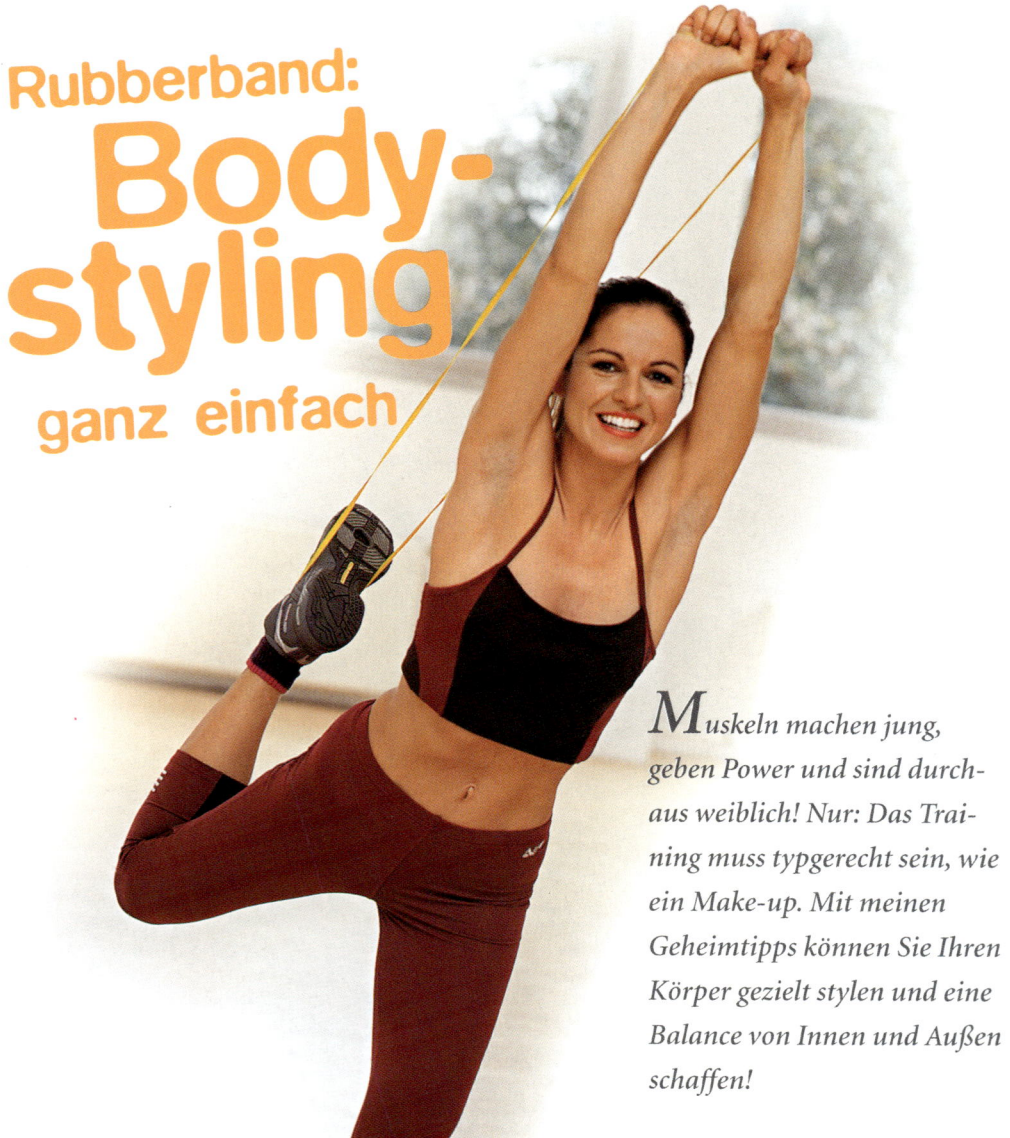

Muskeln machen jung, geben Power und sind durchaus weiblich! Nur: Das Training muss typgerecht sein, wie ein Make-up. Mit meinen Geheimtipps können Sie Ihren Körper gezielt stylen und eine Balance von Innen und Außen schaffen!

Muskeln –
Make-up
unter der
Haut

Haben Sie jemals die Arbeit einer guten Visagistin bewundert? Mit dem richtigen Make-up verwandelt sie ein eher unscheinbares Gesicht in eine Schönheit. Egal, welche Grundform das Gesicht hat – werden Rouge & Co. gekonnt aufgetragen, kann das jedes Gesicht positiv verändern. Ein intelligentes Muskeltraining ist damit vergleichbar: Das Training ist das Auftragen, und die gut geformten Muskeln sind das Make-up unter der Haut.

Werden Sie kreativ!

Die Muskeln können mit dem richtigen Training, einer Prise Disziplin und Geduld gezielt geformt werden – so bringen Sie Ihren Körper genau dahin, wo Sie ihn haben möchten. Das Rubberband-Training macht es ganz einfach. Mit Hunderten von glücklichen Kunden habe ich das in den letzten 15 Jahren auch geschafft!

Schlank, straff & fit!

● Durch regelmäßiges Training von wenigen Minuten am Tag werden Ihre Muskeln besser durchblutet und mit Sauerstoff versorgt. Dadurch funktionieren sie besser, sind ausdauernder und weniger verletzungsgefährdet.

● Das Bindegewebe um die Muskulatur wird fester und dank der gut versorgten Muskeln auch besser durchblutet. Ihre Haut bekommt einen schöneren Teint, sie wird glatter, vitaler.

● Mit Unterstützung eines Fettverbrennungsprogramms und der richtigen Ernährung (Seite 39) wird das Fettgewebe in und um die Muskeln verschwinden!

● Gut trainierte Muskeln schützen Gelenke und entlasten Sehnen und Bänder. Sie können sich viel besser und flinker bewegen, Sport bis ins hohe Alter betreiben.

Das Make-up unter der Haut macht Sie also nicht nur schöner, sondern bietet garantiert eine bombastische Lebensqualität!

Gezieltes Body-Styling

● Durch Konsequenz und Disziplin können Sie sogar Ihre Körperform langsam verändern. Ihr Knochenbau bleibt selbstverständlich, wie die Natur ihn geschaffen hat, genau wie die Gesichtsform. Aber durch cleveres Training können Sie doch einiges positiv umgestalten!

● Das Bindegewebe bildet die Konturen unter der Haut. Weil es durch das Training straffer wird, profitiert davon auch Ihre Silhouette.

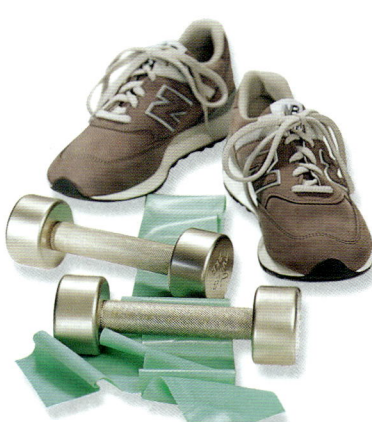

Absolut gesund!

● Laut ACSM (American College of Sports Medicine) ist Muskeltraining mit Widerstand, wie mit dem Rubberband, eine sinnvolle Vorbeugung gegen Osteoporose.

● Laut Anti-Aging-Experten können Bewegung und gezieltes Muskeltraining uns um 3 bis 8 Jahre verjüngen!

● Muskeltraining macht stärker und elastischer, Gelenke und andere empfindliche Körperpartien sind vor Verletzungen, bei Alltagsbelastungen und Sport besser geschützt.

● Verkürzungen und Verspannungen in den Muskeln machen oft schon früh zu schaffen. Wenn Muskeln zu wenig oder zu viel, zu einseitig oder gar nicht beansprucht werden, gerät die Muskulatur aus dem Gleichgewicht, so genannte Dysbalancen entstehen. Diese können über längere oder kürzere Zeit zu Verletzungen oder chronischen, schmerzhaften Beschwerden führen.

info:

GELB MACHT STARK

Welche Rubberbandstärke brauchen Sie? Anfangs genügt für fast alle das gelbe Rubberband – wenn Sie die richtige Technik anwenden. Später können Sie einfach zwei gelbe Bänder benutzen, um den Widerstand zu steigern. Schließlich können Sie mit dreien gleichzeitig arbeiten oder andere Stärken kaufen (Seite 46).

Entscheidend ist, welche Ziele Sie haben: Wenn es Ihnen zum Beispiel vor allem um Muskeldefinition geht (Seite 8), brauchen Sie nicht viel Widerstand, für richtigen Muskelaufbau aber wohl. Vergessen Sie nie: Erst wenn Sie die Übungen technisch sicher beherrschen, dürfen Sie den Widerstand erhöhen.

Spürbare Power

● Wer innen stark ist, strahlt das auch aus. Die Kraft, die Sie durch Muskeltraining gewinnen, stärkt nicht nur den Körper, sondern auch den Geist. Sie gibt ein Gefühl von Power und befreit von Angst.

Wann, wenn nicht jetzt?!

Sobald die Muskeln ausgereift sind, je nach Entwicklung im Alter von 16 bis 18 Jahren, kann man anfangen, sie gezielt zu trainieren. Wollen Sie mit 30 und aufwärts die gute Form halten oder sogar verbessern, ist es wichtig, *jetzt* anzufangen. Laut amerikanischen Sportwissenschaftlern können die Muskeln bis zum 65. Lebensjahr 80 % ihrer Kraft verlieren, wenn man sie nicht trainiert. Mit 80 Jahren haben Menschen, die sich wenig bewegen, höchstens noch die Hälfte ihrer Muskelmasse!

➤ Auch wenn Sie bisher Ihre Muskeln noch nie gezielt trainiert haben – es ist nie zu spät anzufangen. Vielmehr ist es absolut notwendig, die Initiative *jetzt* zu ergreifen.

Bestbody-Garantie

Jeder Mensch ist anders

Manche Menschen sind mit schönen langen, ästhetischen Muskeln gesegnet, wie das Popidol Madonna oder die schönen Kenianerinnen! Andere sehen trotz Training so aus, als wären sie nur aus Haut und Knochen. Und dann gibt es die, die Gewichte pumpen und aussehen wie der Michelin-Mann, aber die Muskeln sind schwer zu erkennen. Die einen bauen ganz schnell Muskeln im Po und in den Beinen auf, die anderen am Oberkörper.

Eine Frage von Genen und frühem Training

Das alles ist zum größten Teil genetisch bedingt. Ein anderer, wenig berücksichtigter Faktor sind das Tanztraining oder die Sportarten, die wir in unserer Jugend über Jahre hinweg betrieben oder übertrieben haben.

Diese Kombination von Genetik und Sport- oder Tanzarten, ergänzt durch falsche Ernährung, bestimmt oft, wie sich die Muskulatur unseres Körpers entwickelt.
Ich kann aus eigener Erfahrung sprechen. Durch Ballett habe ich von Jugend an meine Beine derart trainiert, dass die Proportionen nicht mehr stimmen, weil die Beine im Vergleich zum Oberkörper viel voluminöser sind. Die amerikanische Ernährung in meinen ersten 16 Jahren hat mit dazu beigetragen, den Birnenlook zu gestalten!

Bodydetektiv werden

Um Ihren Körper so zu formen, wie Sie ihn haben möchten, müssen Sie ein Bodydetektiv werden. Für eine Bestbody-Garantie müssen Sie lernen, Ihren Körper zu spüren und ihn tiefgründig zu verstehen.
Es gilt, individuell herauszufinden, wo genau Fettgewebe sitzt, das Sie abbauen können, und welche Muskeln Sie straffen und formen sollten.

Was ist Fett, was Muskeln?

Als Erstes werden Sie den Unterschied zwischen Fett und Muskeln erkennen lernen. Damit Sie Fettpolster nicht mit Muskeln verwechseln.

➤ Nehmen Sie mit Daumen und zwei Fingern eine richtige »Hand voll« Haut. Kneten Sie sie ein bisschen, versuchen Sie Fett und Muskeln zu trennen, in dem Sie die Haut nach oben ziehen. Muskeln sind fest und lassen sich anspannen, Fett ist weich. Menschen mit festem Bindegewebe haben oft Schwierigkeiten, das Fettgewebe vom Muskelgewebe zu trennen. Der Kneiftest wird hier etwas unangenehmer sein. Aber der Vorteil von festem Bindegewebe ist, dass man weniger zu Cellulite neigt. Also lächeln Sie beim Kneiftest!
➤ Als Nächstes können Sie feststellen, wo Ihre Fettdepots bevorzugt sitzen. Ich unterscheide 5 Figurtypen, je nach

info:

Bestbody-Check

Wie würden Sie Ihren Körper selbst definieren?

Birnenfigur: Arme und Oberkörper eher schlank, Hüften und Oberschenkel sind dagegen gut gepolstert und bauen sich muskulös leicht auf.

Apfelfigur: Das Fett sammelt sich am Rumpf und an den Armen. Muskeln sind schwer aufzubauen.

Spargelfigur: Lange Arme und Beine. Fett verteilt sich gleichmäßig. Muskeln sind schwer aufzubauen.

Karottenfigur: Breite Schultern, schmale Hüften, wohlgeformte Beine. Muskeln gut definiert und leicht aufzubauen.

Paprikafigur: Knochenbau schwerer, Arme und Beine kurz. Körper ist oft muskulös, was aber durch Unterhautfett nicht zu sehen oder zu spüren ist.

Verteilung der Pölsterchen. Aber die meisten Menschen entsprechen nicht haargenau einem der beschriebenen Figurtypen. Schauen Sie sich deshalb Ihren Körper genau an, um herauszufinden, wo Sie persönlich Muskeln schneller oder langsamer aufbauen und wo sich bei Ihnen am schnellsten Fett ansammelt.

Ihr Trainingsprogramm gestalten Sie dann entsprechend Ihren individuellen Bedürfnissen:

Welche Ziele haben Sie?

Nur Muskelkonturen, also Muskeldefinition?

Dann sollten Sie nur leichtes Muskeltraining betreiben. Herz-Kreislauf-Training mit Fatburner-Effekt hat Vorrang (Seite 39). Die Ernährung muss natürlich fettarm sein.

Muskelaufbau?

Nach dem Einstiegstraining sollten Sie mit viel mehr Widerstand trainieren. Neben dem Rubberbandtraining ergänzen Sie Ihr Programm mit Kurz- und Langhanteltraining. Herz-Kreislauf-Training für die Kondition sollte ebenfalls nicht vernachlässigt werden; da es aber nicht dem Muskelaufbau dient, sollten Sie in der Aufbauphase Kondition und Muskeln im Verhältnis 1:3 trainieren. Fettarme Ernährung ist auch hier wichtig, ergänzt mit genügend Eiweiß, damit Magermuskelmasse aufgebaut werden kann.

Kräftigung der Muskeln um die Gelenke?

Hier ist wichtig, täglich kleine Muskelmobilisationen auszuführen, damit die Muskeln ständig gut durchblutet werden und elastisch bleiben. Knorpel und Sehnen um die Gelenke, die normalerweise schlecht durchblutet sind, profitieren auch von dieser täglichen Trainingsaktivität.

Mehr Beweglichkeit und Kraft?

Ebenfalls angesagt: ein leichtes Muskeltraining, kombiniert mit Mobilisationsübungen und sehr viel Dehnung!

Vor allem Fettabbau?

Wenn sowohl Unterhautfett als auch organisches Fett (zum Beispiel in und um Herz und Leber) abgebaut werden soll, ist das richtige Herz-Kreislauf-Training zur Fettverbrennung in Kombination mit der richtigen Ernährung absolut unentbehrlich (Seite 39).

In den Körpertyp-Programmen ab Seite 21 bekommen Sie Spezialtipps, maßgeschneidert für Ihren Körpertyp und Ihr Ziel.

Auf die Mischung kommt es an

Beim Muskeltraining ist es sehr wichtig, die Entwicklung des Körpers genau zu beobachten. Es kann sein, dass Sie mit einer Birnenfigur den Unterkörper nur zweimal pro Woche zu trainieren brauchen, den Oberkörper aber mindestens dreimal. Sie müssen Ihrem Körper die nötige Regenerationszeit geben, damit sich die aufgepumpten Muskeln wieder erholen können. Die Muskeln müssen sich entschlacken, das heißt Giftstoffe und angesammelte Flüssigkeit ausscheiden. Der Muskel ist danach stärker und widerstandsfähiger, aber nicht unbedingt viel größer. Viele Frauen schauen sich unmittelbar nach einem Training besorgt an und meinen, sie seien zu Muskelpaketen geworden. Es ist aber nur die angesammelte Flüssigkeit im Muskel. Je mehr Unterhautfett, desto dicker sieht es aus. Nach der richtigen Regenerationszeit wird sich alles wieder beruhigen.

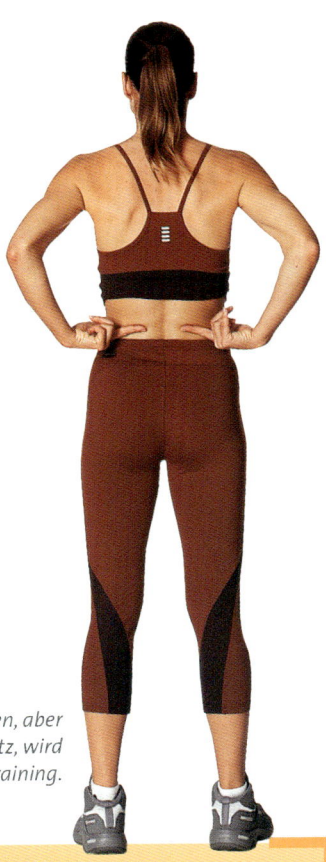

Muskulös mit straffen Konturen, aber weit entfernt vom Muskelprotz, wird Ihr Körper mit dem richtigen Training.

info:

MYTHENBRECHER

»Muskeltraining ist unweiblich und macht mich zum Muskelprotz.«

Falsch! Auch eher athletisch veranlagte Frauen werden nie ohne künstliche Hilfe Muskelmasse wie Männer aufbauen. Wir Frauen haben einfach nicht so viel Testosteron wie der Mann.

Vergessen Sie die Waage!

Muskeln wiegen mehr als Fett. Deshalb macht es nicht viel Sinn, auf die Waage zu steigen.

Auch der BMI (Body Mass Index) berücksichtigt nicht das Verhältnis Fettmasse zu Magermuskelmasse.

Lernen Sie, auf Ihren Körper zu hören, Ihrem neuen Körpergefühl zu trauen. Befreien Sie sich von der Sklaverei der Waage und Vergleichstabellen! Dass die Jeans lockerer werden, ist Beweis genug dafür, dass Sie Fett abbauen. Wenn Sie unbedingt wollen, machen Sie den Kneiftest wie auf Seite 7 beschrieben. Mit der Zeit wird das, was Sie zwischen den Fingern kneten, immer weniger.

Wichtig: Muskeln statt Fett

Wenn Sie Fett abbauen, ist es unentbehrlich, dass gleichzeitig Muskeln aufgebaut werden.

Durch den Fettverlust verlieren die Gelenke und die Wirbelsäule an Polsterung. Es können Verschiebungen stattfinden, wenn die stützende Muskulatur fehlt.

Jo-Jo-Syndrom adieu

Aufhören mit dem Rauf und Runter!

Wie oft haben Sie brav nach der neuesten Diät abgenommen und dann kurz nach Ihrem Ziel alles wieder zugenommen – oder noch mehr? Oder Sie betreiben ein Fatburningprogramm mit Laufen oder Radfahren, essen korrekt und nehmen anfangs auch ab. Im Laufe der Zeit merken Sie, dass Sie immer weniger essen dürfen, sonst nehmen Sie gleich zu? Dieses Phänomen hängt mit unserem Grundumsatz zusammen. Der Körper ist clever: Wenn wir unsere Nahrung einschränken und viel Energie verbrauchen (Fettverbrennung), sinkt unser Grundumsatz und kocht auf Sparflamme – denn der Körper gibt sich in Notzeiten sehr genügsam und bunkert zugleich jedes Gramm Fett. Um das zu vermeiden, muss ein Fettabbauprogramm von Muskeltraining begleitet werden. Magermuskelmasse fordert mehr Energie, die Flamme unseres Grundumsatzes brennt auf Stufe 3 statt 1.

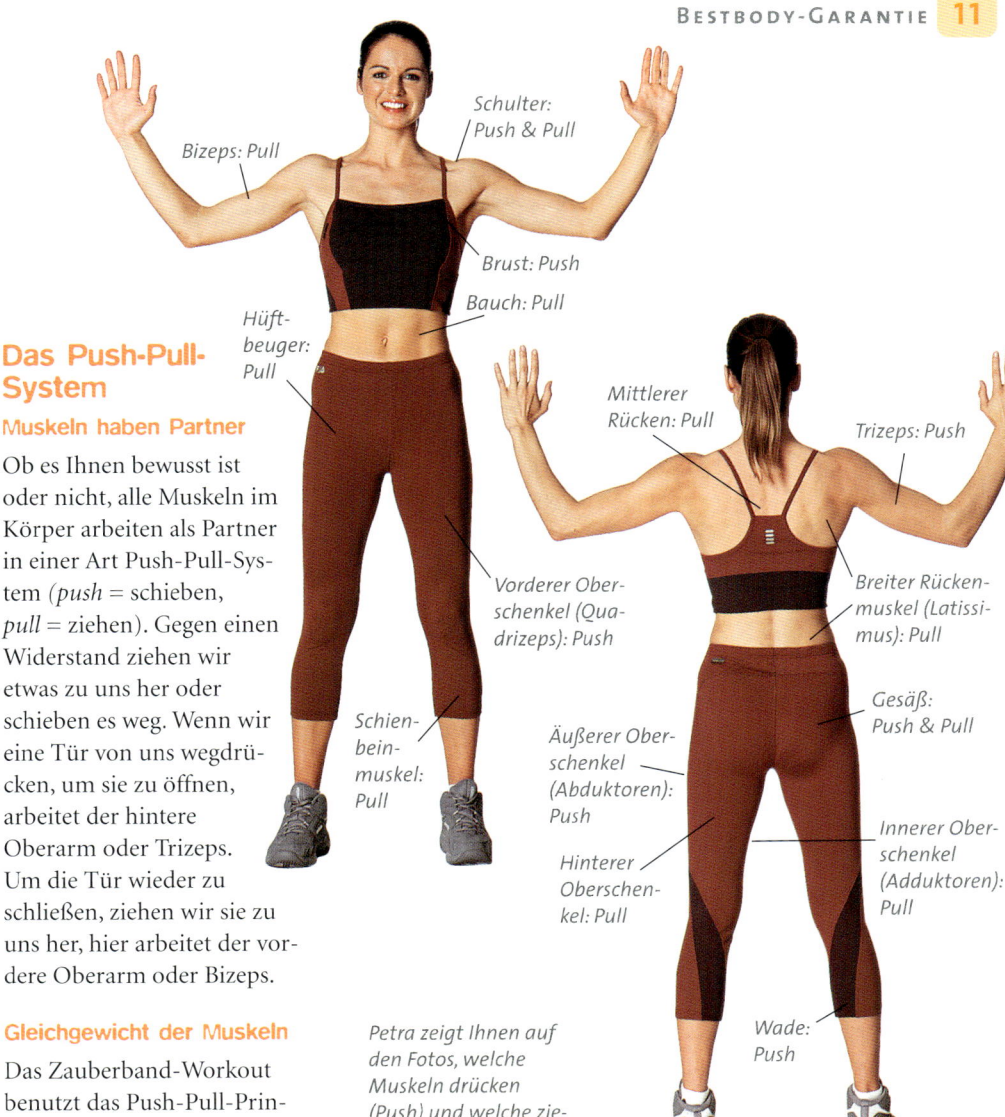

Schulter: Push & Pull

Bizeps: Pull

Brust: Push

Bauch: Pull

Hüftbeuger: Pull

Mittlerer Rücken: Pull

Trizeps: Push

Breiter Rückenmuskel (Latissimus): Pull

Vorderer Oberschenkel (Quadrizeps): Push

Gesäß: Push & Pull

Schienbeinmuskel: Pull

Äußerer Oberschenkel (Abduktoren): Push

Innerer Oberschenkel (Adduktoren): Pull

Hinterer Oberschenkel: Pull

Wade: Push

Das Push-Pull-System

Muskeln haben Partner

Ob es Ihnen bewusst ist oder nicht, alle Muskeln im Körper arbeiten als Partner in einer Art Push-Pull-System (*push* = schieben, *pull* = ziehen). Gegen einen Widerstand ziehen wir etwas zu uns her oder schieben es weg. Wenn wir eine Tür von uns wegdrücken, um sie zu öffnen, arbeitet der hintere Oberarm oder Trizeps. Um die Tür wieder zu schließen, ziehen wir sie zu uns her, hier arbeitet der vordere Oberarm oder Bizeps.

Gleichgewicht der Muskeln

Das Zauberband-Workout benutzt das Push-Pull-Prinzip und fördert dadurch das Gleichgewicht der Muskulatur.

Petra zeigt Ihnen auf den Fotos, welche Muskeln drücken (Push) und welche ziehen (Pull).

Schlüssel zum Erfolg: die Jennifer-Wade-Prinzipien

M3® – Making Muscles Move

Eine Übung ist nur dann effektiv, wenn tatsächlich der Muskel bewegt wird, um den es geht.

Übungen werden meist nur imitiert – was wirklich im Körper vorgeht, wird dabei nicht verstanden. Wie ich schon gesagt habe, müssen Sie Ihren Körper bewusst spüren, um erfolgreich üben zu können. Ich habe das Prinzip M3 entwickelt, damit meine Kunden – und jetzt Sie – verstehen und spüren, was sie gerade bewegen. Erst dann haben Übungen die gewünschte Wirkung.

➤ Stellen Sie sich vor jeder Übung folgende drei Fragen:

»Welche Muskeln möchte ich jetzt trainieren?«

Klingt blöd, aber viele Leute wollen gewisse Resultate etwa im Rücken haben, trainieren aber unwissentlich den Schulterbereich. Oder sie möchten den breiten Rückenmuskel (*M. latissimus dorsi*) für einen V-Rücken trainieren – und trainieren tatsächlich den mittleren Rücken.

»Wo liegen diese Muskeln?«

Schauen Sie anfangs immer auf die Push-Pull-Seite 11, und merken Sie sich genau, wo der Muskel liegt.

»Wie bewegen sich diese Muskeln?«

Vor jeder Übung berühren Sie den Muskel, den Sie trainieren möchten. Die Berührung signalisiert Ihrem Gehirn, das jede Muskelaktivität steuert, welcher Muskel gemeint ist. Eine kleine Bewegung oder Anspannung (Innervation) macht Ihnen dann den gesamten Muskel bewusst. Anschließend können Sie gezielt üben.

info:

DAS KLEINE GELBE ZEIT-WUNDER

Die Ausrede »keine Zeit« zieht nicht mehr:

➤ Keine Zeit, ins Fitness-Studio zu gehen? Mit dem Rubberband besitzen Sie jetzt Ihr persönliches, transportables Fitness-Center. Ob zu Hause, im Hotel oder Büro, jeder Körperteil kann damit jederzeit trainiert werden.

➤ Straff und schön – nur mit ein paar Sekunden Aufwand täglich. Kurz vor der Kaffeepause im Büro achtmal ziehen. Rücken und Arme straffen in nur acht Sekunden!

➤ Ganzkörperfit in fünf Minuten, zwei- bis dreimal die Woche – egal mit welchem Fitnesslevel Sie einsteigen.

Line of Pull – Zugrichtung

Wenn Sie einen Muskel effektiv trainieren möchten, muss die Energie direkt zu diesem Muskel fließen. Der Fixpunkt des Bandes liegt daher in den meisten Fällen genau in einer Linie zum zu trainierenden Muskel. Besonders wichtig ist dies, wenn wir den breiten Rückenmuskel *(M. latissimus dorsi)* trainieren.

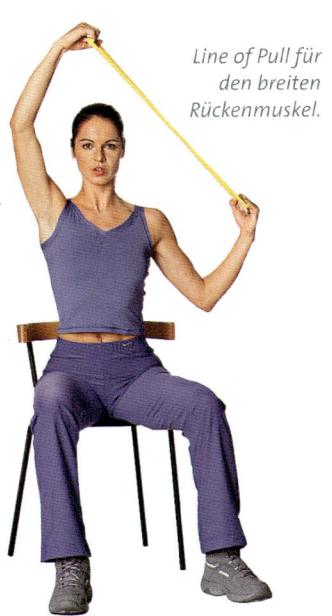

Line of Pull für den breiten Rückenmuskel.

info:

GOLDENE REGEL

Bevor Sie eine Übung mit dem Rubberband ausführen, müssen Sie immer zuerst den Muskel bewegen und spüren – also vorher immer M³ ausführen!

Das Hebelsystem

Manche Muskeln werden ohne Line of Pull trainiert. Das Push-Pull-System (Seite 11) und Hebelwirkungen sind hier die Übungsbasis. Die Fixpunkte des Bandes liegen in beiden Händen, nicht in einer oder außerhalb. Die Spannung wird durch einen langen oder kurzen Hebel des Armes oder Beines bestimmt. Je länger der Hebel, desto mehr Widerstand.

Übungen variieren

In der Regel ist es vernünftig, das Programm alle vier bis sechs Wochen mit neuen Übungen oder Variationen zu ergänzen. Das setzt neue Reize für den Körper!

➤ Hier ist die Bodydetektivarbeit wichtig. Wie und wann Sie variieren, hängt vom Figurtyp ab und davon, wie schnell Ihre Muskeln reagieren. Sie müssen zuerst in der Lage sein, die Muskeln bewusst zu bewegen.
Wenn Sie ohne große Anstrengung mehr als acht ganz korrekte Wiederholungen schaffen, können Sie den nächsten Schwierigkeitsgrad (»Stufe«) nehmen.

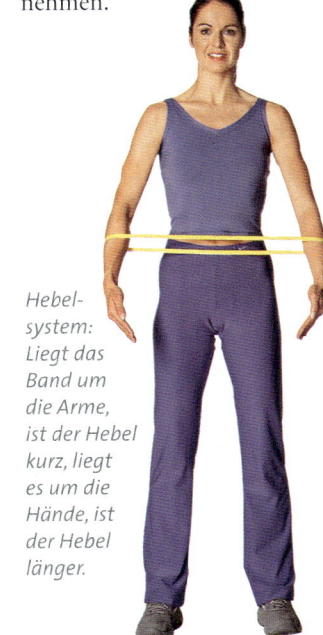

Hebelsystem: Liegt das Band um die Arme, ist der Hebel kurz, liegt es um die Hände, ist der Hebel länger.

KiK – Kraft im Körper

Die richtige Körperhaltung

… ist die Basis jeder Übung:

1. Kinn nach innen für einen langen Hals.
2. Schulterblätter nach unten ziehen und die unteren Spitzen zusammenführen.
3. Bauchnabel nur durch Muskelpower tief nach innen ziehen (Seite 17).
Dabei ruhig weiteratmen!

KiK können Sie auch immer mal zwischendurch üben – das ist gut für Ihre Haltung! Nacken, Schulterblätter und Bauch melden sich mit der Zeit, wenn der kleine »KiK« zu lange fehlt!

Vor dem Training

Gelenke in Betrieb nehmen!

Aufgewärmt können sie das Training besser aufnehmen:

➤ Vor allem die Schultern sollten Sie vor dem Üben und auch mal zwischendurch nach hinten und vorn kreisen lassen, bis sie warm werden.

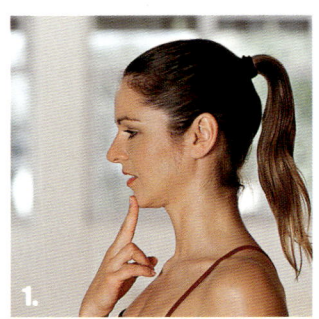

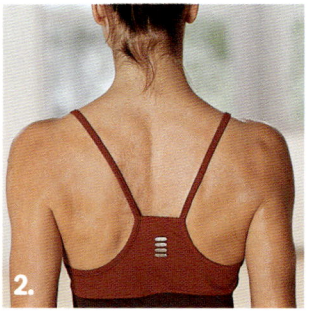

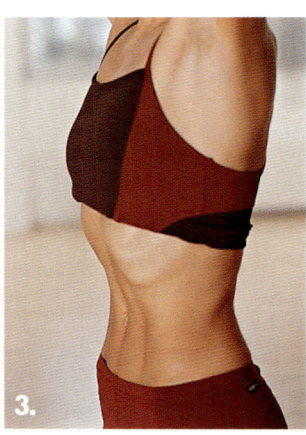

Den Körper aufwärmen

Für das Rubberband-Work-out müssen Sie vorher nicht ewig viel machen. Aber ein bisschen Aufwärmen ist immer gut, wenn Sie Zeit und Lust haben.
Hier ein paar Tipps dazu:

➤ Vom Stuhl aufstehen und sich wieder hinsetzen: Machen Sie das 30 bis 60 Sekunden lang.
➤ Tanzen Sie zu einer Lieblings-CD oder zum Radio 2 bis 3 Minuten lang, als wären Sie in einer Disco – aber nicht zu wild!
➤ Steigen Sie 30–90 Sekunden Treppen, je nach Treppenlänge mehrmals hinauf und hinunter.
➤ Bietet sich gar keine Treppe an, steigen Sie einfach eine einzige Stufe hinauf und hinunter, 60–90 Sekunden lang. Die Hälfte der Zeit führt der rechte Fuß, dann der linke. Das geht wie beim Basic Step in Step Aerobics: rechts oben, links oben, rechts unten, links unten – und später dann umgekehrt.

Richtig dosieren

Links/rechts/(links)?

➤ Wenn eine Körperseite stärker ist als die andere, wiederholen Sie die Übung nochmal auf der schwachen Seite. Bei den Übungen steht »links/rechts/(links)« als Hinweis – Sie stellen selbst fest, welche Seite mehr Übung braucht!

Mach mal Pause!

Entspannen Sie nach jeder Übung kurz, schütteln Sie Arme und/oder Beine aus. Ideal: Abwechselnd eine Übung für den Ober- und eine für den Unterkörper.

10 Sicherheitsregeln

1. Benutzen Sie immer die zu Ihrem Fitnessstand passende Rubberbandstärke (Seite 6).
2. Checken Sie die Bänder regelmäßig auf Risse oder Abnutzung.
3. Arbeiten Sie niemals mit überstreckten oder durchgedrückten Gelenken.
4. Die Handgelenke bleiben absolut stabil, als führte ein

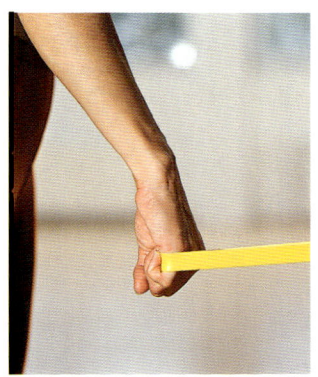
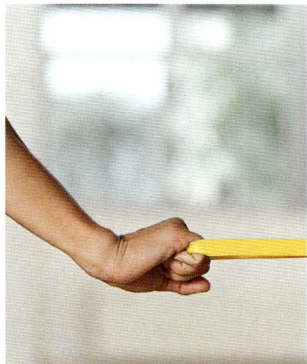

Richtig: stabiles, gerades Gelenk.   *Falsch: überstrecktes Gelenk.*

langes Stahlrohr durch die Hand zum Unterarm.
5. Legen Sie das Rubberband nie direkt um ein Gelenk.
6. Tragen Sie Kleidung oder Stoff zwischen Rubberband und Haut. Sie können auch Handschuhe benutzen.
7. Halten Sie das Band wirklich fest, oder fixieren Sie es sicher an einem unbeweglichen Objekt.
8. Ziehen Sie das Band nie direkt zu Ihrem Gesicht.
9. Ziehen Sie langsam und konzentriert. *Sie* haben Kontrolle über die Spannung im Band, und nicht umgekehrt! Eine leichte Spannung bleibt

am Anfang und Ende jeder Übung immer im Band.
10. Ein allgemeiner Arztbesuch ist sehr zu empfehlen, wenn Sie männlich und über 40 sind oder weiblich und über 45. Haben Sie hohen Blutdruck, Arthritis, Rheuma, Krampfadern, Bursitis, starkes Übergewicht (mehr als 10 kg, oder sind Sie schwanger? Dann klären Sie unbedingt mit dem Arzt, ob das Rubberbandtraining für Sie geeignet ist!

Übrigens:

Das Rubberband-Workout ist nicht für Kinder geeignet.

Kraftzentrum Bauch

Flach, sexy, stark: der gut trainierte Bauch

Das sieht nicht nur stark aus, es macht auch stark – und ist die Grundlage des Muskeltrainings. Jeder sollte seine Bauchmuskeln also täglich trainieren! Mit dem Bauch-KiK setzen Sie regelmäßig noch eins drauf. Bald wird er zur Gewohnheit, und wenn der Bauch mal raushängt, zum Reflex.

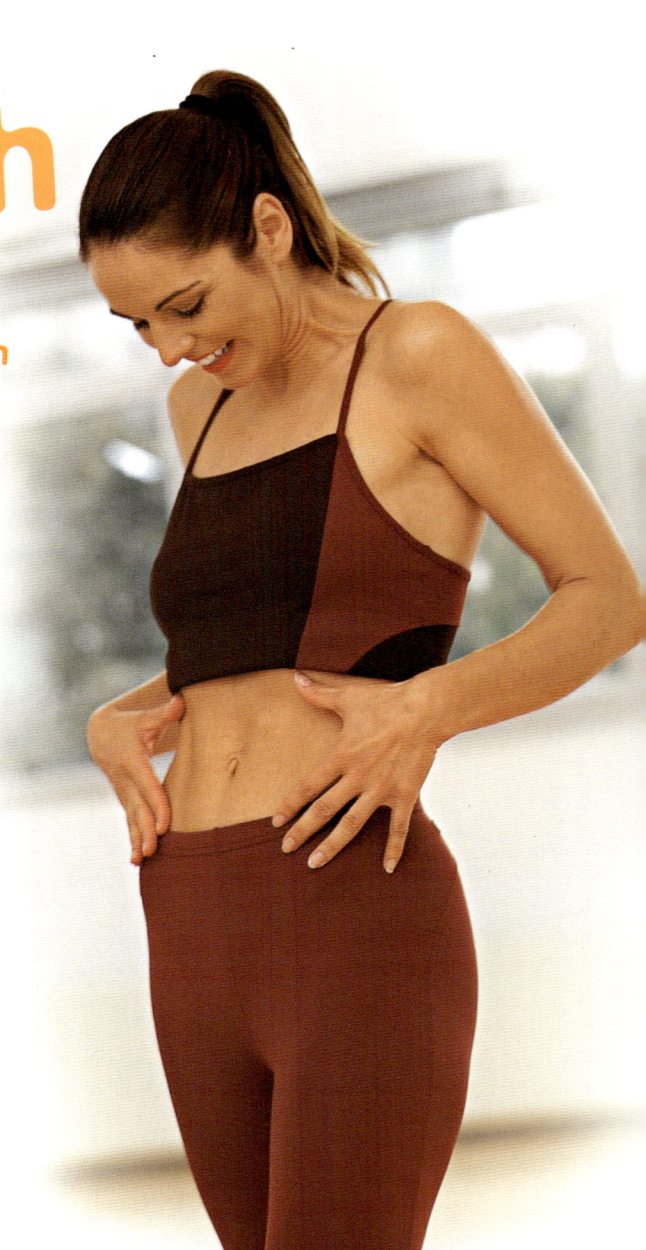

Bauchtraining ist
die Basis

Starker Bauch – starker Rücken

Wenn wir den Bauch kräftig zum Rücken ziehen, arbeitet der tief liegende Bauchmuskel *(M. transversus)* mit den geraden und schrägen Bauchmuskeln zusammen. Der *M. transversus* funktioniert wie ein innerer Gürtel: Er stützt den Rücken.

Wenn Sie die Bauchmuskeln intensiv nach innen ziehen, können Sie spüren, wie sich auch die Muskeln der Lendenwirbelsäule *(Mm. multifidi)* bewegen. Sie verlängern sich.

➤ Legen Sie Ihre Zeigefinger auf den unteren Rücken neben die Wirbelsäule. Nun ziehen Sie den Bauch tief nach innen. Spüren Sie eine kleine Bewegung in den Rückenmuskeln? Manche spüren eine Seite stärker als die andere.

Die 5-Stufen-Hohlbauchübung im Sitzen

1. Setzen Sie sich auf eine Stuhlkante, die Beine im 90-Grad-Winkel. Kinn leicht nach innen, Schulterblätter nach unten gedrückt.

2. Legen Sie eine Hand auf den Bauch, Daumen oberhalb des Nabels, Finger unterhalb. Drücken Sie den Bauch nur durch Muskelkraft nach außen.

3. Ziehen Sie den Bauch ganz tief nach innen, nur durch Muskelkraft. Halten – und von 20 laut rückwärts zählen. Üben Sie das ein paarmal.

4. Jetzt halten Sie die Handkanten unter die letzten Rippen. Atmen Sie tief durch die Nase ein, und füllen Sie den Brustkorb, sodass er ganz weit wird. Atmen Sie langsam und tief aus. Üben Sie auch das ein paarmal.

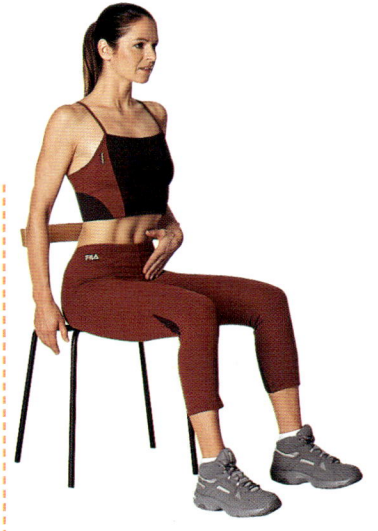

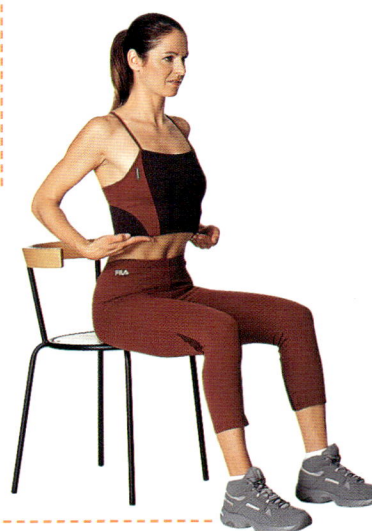

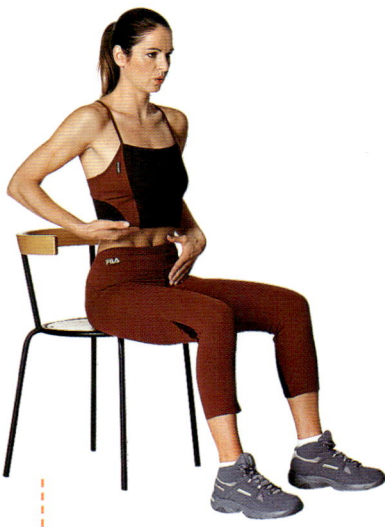

● Auch die weiteren Bauchübungen folgen diesem einfachen Schema: Bauch innen, in den Brustkorb einatmen, ausatmen und Bauch noch weiter nach innen ziehen.

Reverse Curl mit Zauberband

Besonders zu empfehlen für Menschen mit einem stark ausgeprägten Hohlkreuz. Die Übung stärkt den Bauch, und gleichzeitig wird der untere Rücken gedehnt.

1. Setzen Sie sich mit angewinkelten Beinen auf den Boden. Legen Sie das Band um die Schienbeine, und nehmen Sie es hinter den Waden in die Hände, Handrücken nach oben.

5. Wir kombinieren jetzt 2 und 3. Legen Sie eine Hand auf den Bauch, die andere Handkante unter die letzten Rippen. Ziehen Sie den Bauch nach innen, halten Sie ihn so, und atmen Sie in den Brustkorb ein.

6. Nun atmen Sie lang und tief aus und ziehen den Bauch noch tiefer ein. Der Rücken bleibt dabei kerzengerade.

➤ Diese Übung sollten alle Körpertypen täglich 4- bis 8-mal ausführen.

Variante: Im Stand. Oder in der Rückenlage, die Beine lang ausgestreckt.

2. Ziehen Sie die Beine fest an, und rollen Sie sanft in die Rückenlage. Die Hüften bleiben am Boden. Der Hinterkopf sollte auf einem Kissen oder Tuch liegen.

3. Entspannen Sie die Unterschenkel, lassen Sie sie einfach fallen, die Füße hängen frei, die Beine sind schulterbreit auseinander. Halten Sie das Band fest am Boden, Handrücken nach oben. Es übt einen leichten Druck auf die Unterschenkel aus.

4. Ziehen Sie den Bauchnabel tief nach innen, atmen Sie in den Brustkorb ein.

5. Beim Ausatmen drücken Sie den Bauch noch mehr nach innen und versuchen, die Beckenknochen in Richtung untere Rippen zu ziehen (wie eine Ziehharmonika).

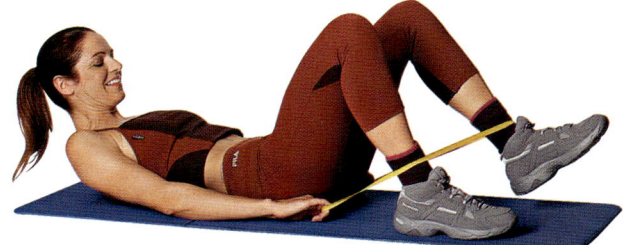

Dabei bewegen Sie die Knie Richtung Brust. Das Band wirkt der Bewegung entgegen, indem es einen leichten Druck auf die Unterschenkel ausübt.

6. Einatmen und zur Startposition zurück.

● Machen Sie diese Übung täglich 4- bis 8-mal – aber nur, wenn Sie in der Lage sind, den Bauch eingezogen zu halten!

2-Way-Crunch (Zweifacher Crunch) mit Zauberband

1. Machen Sie Schritt 1 + 2 des Reverse Curl. Stellen Sie nun die Füße schulterbreit auf, Fußsohlen flach am Boden. Halten Sie das Band flach am Boden wie beim Reverse Curl.

2. Ziehen Sie Kinn und Schulterblätter nach unten, Bauchnabel nach innen (KiK!).

3. Heben Sie den Kopf (Kinn unten) und dann die Schultern, bis diese etwa 4 cm vom Boden entfernt sind. Gleichzeitig heben Sie einen Fuß 4 cm hoch. Atmen Sie in den Brustkorb (der Bauch ist noch innen).

4. Beim Ausatmen drücken Sie den Bauch tiefer nach innen und den gehobenen Fuß leicht gegen das

Band. Die Hände halten das Band ganz fest am Boden. 2 bis 4 Sekunden halten.

5. Atmen Sie ein, und legen Sie dabei Fuß und Kopf ab.

Wiederholen Sie die Übung mit dem anderen Fuß.

● 4- bis 8-mal pro Seite wiederholen.

Wichtig: Machen Sie diese Übung nur, wenn Ihr Bauch wirklich die ganze Zeit innen bleibt. Als Test legen Sie eine Hand auf den Bauch und heben Kopf und Schultern – kommt der Bauch raus, dann trainieren Sie weiter Hohlbauch und Reverse Curl, bis Sie genug Kraft haben. Wenn Sie mit nach außen gepresstem Bauch üben, dann formen Sie die Muskeln entsprechend – zum Kugelbauch!

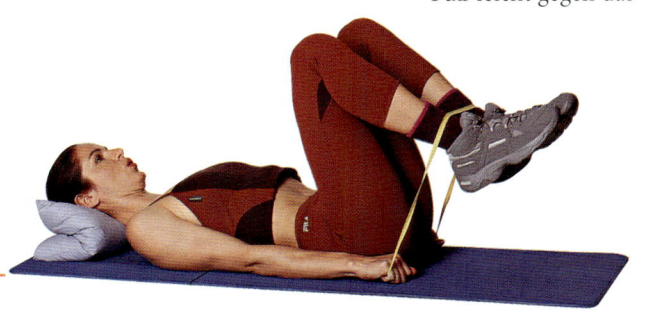

Pull
for
Power

Typgerecht
zur Traumfigur

*Sie haben gerade 5 Minuten Zeit?
Dann nehmen Sie Ihr Zauberband
und legen Sie gleich los. Ich habe
die Workouts für Sie parat, passend
für Ihren Körpertyp. Und Pflege-
tipps gibt's auch dazu. »Make-up«
von innen und außen …*

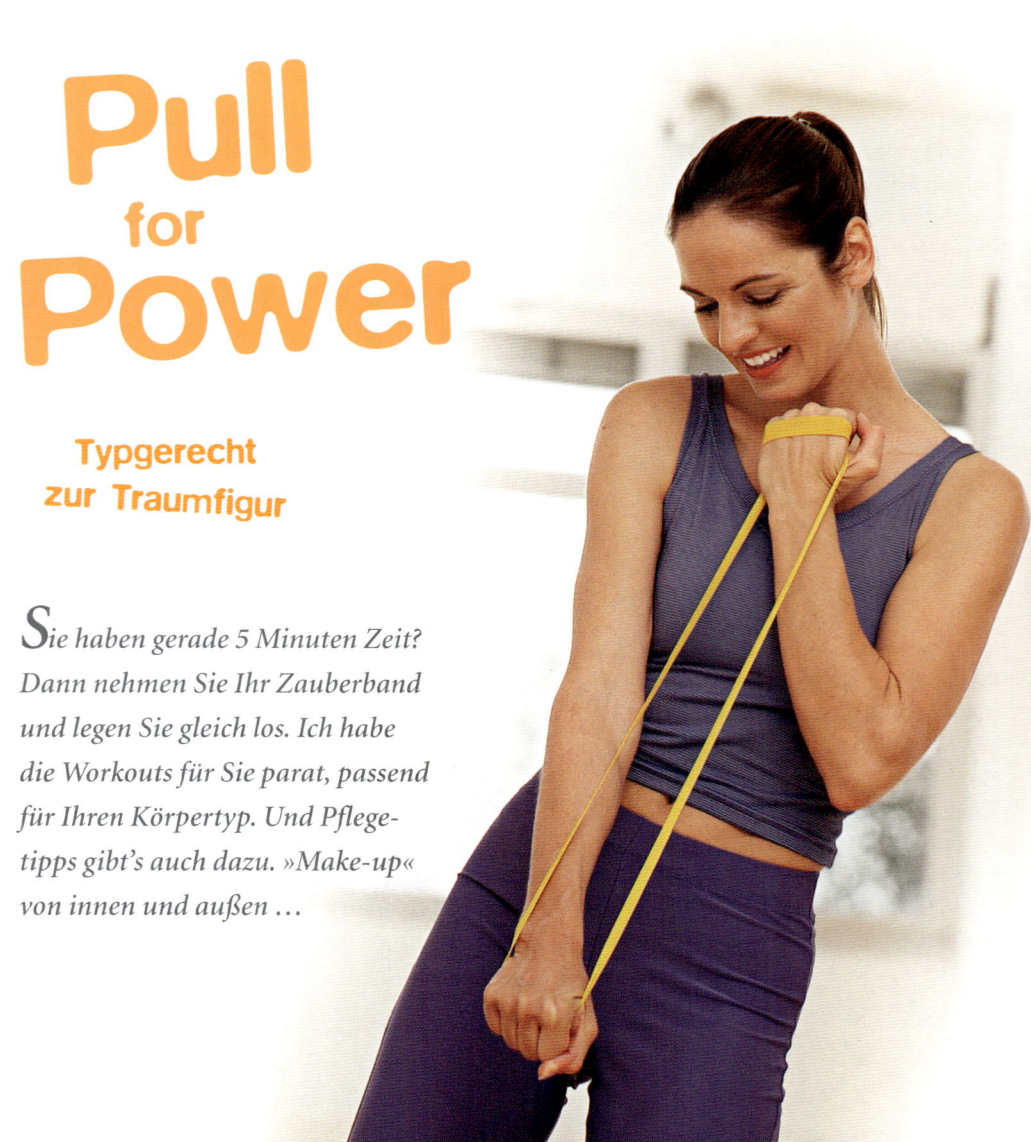

Die folgenden Übungs- und Trainingspläne haben vielen meiner Kunden geholfen, ihre Form zu verändern. Ich setze hier Schwerpunkte. Sie werden als Bodydetektiv die Übungen später individuell auch aus anderen Programmen ergänzen.

Für alle »Typen«!

Richtig üben mit M³

➤ Vor jeder Übung legen Sie eine Hand auf den zu trainierenden Muskel und führen die Übung zuerst ohne Widerstand aus. Merken Sie sich genau, wie der Muskel sich bewegt und was Sie spüren – das ist Ihre Bestbody-Garantie, dass die Übung dann richtig klappt.

Bauchübung extra

➤ Alle Körpertypen machen die Bauchübungen von Seite 17–19. Die »Hohlbauch-Übung« muss jeder täglich ausführen. Wenn der Bauch innen bleibt, können Sie diese Übung mit den beiden anderen ergänzen.

Bezaubernde Birne

Nicht verzweifeln, wenn Ihre Hosen eine höhere Konfektionsgröße haben als Ihre Oberteile. Mit diesem Workout werden Sie das langsam in den Griff bekommen.

Als große Ermutigung kann ich den Birnen der Welt sagen: Wer die Fettpölsterchen vorwiegend an Hüften und Beinen sammelt, besitzt mehr weibliche Hormone. Und durch diese weiblichen Hormone bleiben Sie länger jung!

plan:

TRAINING UND PFLEGETIPPS FÜR »BIRNEN«

Muskeltraining 3-mal pro Woche; mindestens 36–72 Stunden Regenerationszeit

Oberkörper-Muskeltraining mit Schwerpunkt auf
- Schultern
- Brust, Bizeps/Trizeps

Dehnungen für den Unterkörper täglich, Schwerpunkte
- Hüfte
- Hüftbeuger
- Oberschenkel

Fatburning und/oder **Konditionstraining** 3-mal pro Woche:
- Walking, Aqua-Jogging oder Schwimmen
- Radfahren nur in niedrigen Gängen
- an Geräten:
1. Walking auf dem Laufband
2. Crosstrainer
3. Rudergeräte

Optimal: Crosstraining, also Abwechslung zwischen den empfohlenen Trainingsarten

Pflege
- Beinen und Hüften Streicheleinheiten geben: morgens und abends Eincremen; sanfte Massagen, Lymphdrainage besonders für die Beine

- Biosauna, Sanarium oder Dampfbad sind empfehlenswerter als richtige Sauna

Special für Birnen

Für die Schultern: Seitheben im Sitzen

1. Setzen Sie sich auf einen Stuhl, in der KiK-Haltung (Seite 14): Kinn innen, Schulterblätter unten, Bauch eingezogen. Beine in einem 90-Grad-Winkel.

2. M³: Legen Sie die rechte Hand auf die linke Schulter, winkeln Sie den linken Arm an, und heben Sie ihn in Schulterhöhe. Spüren Sie, wie sich der Muskel zusammenzieht.

3. Legen Sie das Band um den linken Unterarm. Die rechte Hand hält es: Das ist der Fixpunkt. Halten Sie den rechten Arm vor den Körper, Unterarm auf Bauchhöhe, den linken Arm seitlich am Körper im 90-Grad-Winkel (L-Position). Ziehen Sie das linke Schulterblatt tief in Richtung Gesäß.

4. Heben Sie den Arm, bis der Ellbogen auf Schulterhöhe ist (L-Position beibehalten). Senken Sie ihn langsam

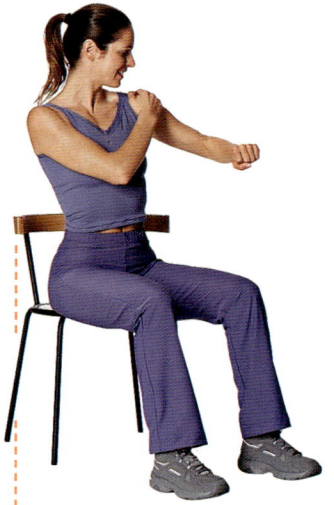

wieder. Das Schulterblatt bleibt während der ganzen Übung fixiert!

● 4-mal links/rechts/(links), langsam über 3 Wochen auf 8-mal steigern.

Stufe 2: Legen Sie das Band statt um den Unterarm um den Handrücken.

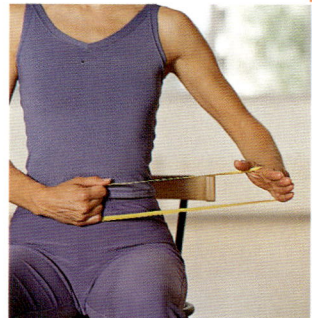

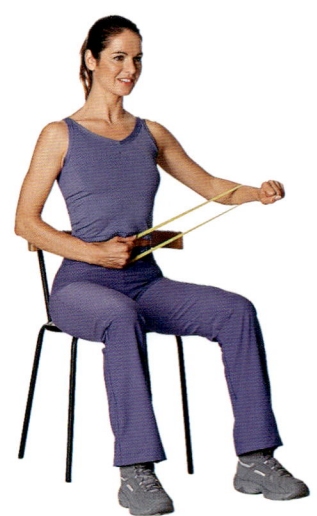

Stufe 3: Halten Sie das Band mit der Hand.

Stufe 4: Im Stand. KiK, und Beine schulterbreit. Alle Handvariationen möglich.

Innenrotation für Brust und Bizeps

1. Setzen Sie sich im Schneidersitz auf den Boden, und strecken Sie das linke Bein aus. Ziehen Sie die Schulterblätter nach unten und zusammen, den Bauch nach innen.

2. M³: Legen Sie die rechte Hand auf den linken Brustmuskel. Führen Sie den linken Arm zum rechten Bein. Sie spüren, wie der Brustmuskel sich zusammenzieht!

Jetzt legen Sie die rechte Hand vorn auf den Oberarm und pressen die linke innen gegen den Oberschenkel. Spüren Sie, wie sich Brust- und Bizepsmuskel bewegen!

3. Legen Sie das Band um den linken Fuß, und halten Sie das Band in der linken Hand. Die rechte Hand legen Sie entweder auf den linken Brustmuskel (Bild) oder auf den rechten Oberschenkel, Fingerspitzen nach außen.

4. Mit leicht gebeugtem Arm ziehen Sie das Band in Richtung rechtes Bein.
● 4- bis 8-mal links/rechts/ (links), steigern auf 12-mal.

Stufe 2: Wickeln Sie das Band zweimal um den Fuß, damit Sie mehr Widerstand haben. Sie können auch den Arm etwas mehr strecken. Dadurch haben Sie einen län- geren Hebel und automatisch mehr Widerstand.

Trizeps: Einarmiger Pull-down im Stand

1. Stellen Sie sich schulter- breit hin. KiK!
2. M³: Halten Sie den linken Arm auf 90 Grad ange- winkelt seitlich am Kör- per. Legen Sie die rechte

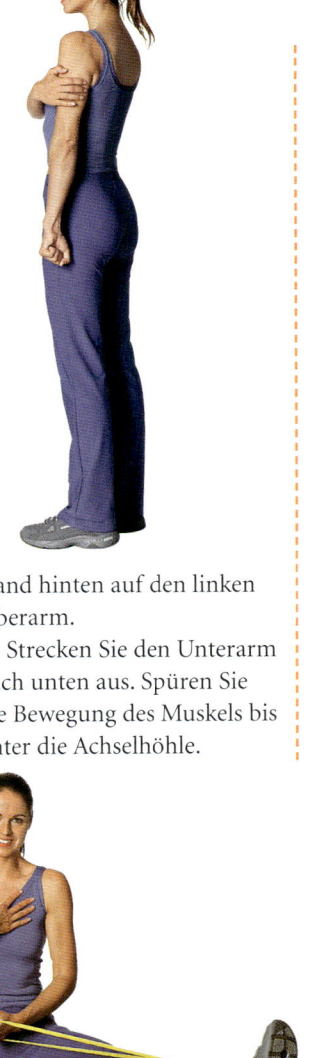

Hand hinten auf den linken Oberarm.

3. Strecken Sie den Unterarm nach unten aus. Spüren Sie die Bewegung des Muskels bis unter die Achselhöhle.

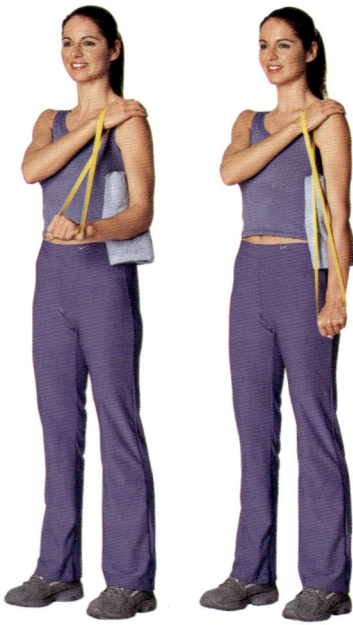

gelenk bleibt während der ganzen Übung kerzengerade.
5. Strecken Sie den Unterarm langsam ganz nach unten aus. Der Oberarm bleibt absolut fixiert. Führen Sie den Unterarm langsam zurück in die Startposition.

➤ 8- bis 12-mal, dann den Arm wechseln.

Stufe 2: Wickeln Sie das Band zweimal um die fixierende Hand.

Stufe 3: Fixieren Sie das Band oben an einem festen Objekt. Armposition und Ausführung bleiben gleich.

● Wenn Sie das alles schon können, machen Sie abwechselnd auch Trizepsübungen der anderen Körpertypen. Empfehlenswert: einarmige Pull-backs (Seite 38)

4. Mit der rechten Hand fixieren Sie das Band flach auf der linken Schulter. Der linke Arm ist um 90 Grad angewinkelt und liegt eng am Körper. Mit der linken Hand halten Sie das Band, Handrücken nach oben, das Hand-

Für glatte Hüften und lange, wohlgeformte Oberschenkel

1. Legen Sie sich auf den Rücken, den Hinterkopf auf einem Kissen. Stellen Sie die Füße auf, und legen Sie das linke Bein über das rechte. Ziehen Sie den Bauchnabel tief nach innen – und halten Sie ihn so während der Dehnung!
2. Drehen Sie sich langsam nach links. Strecken Sie dabei das rechte Bein etwas mehr aus. Das linke Bein drückt den rechten Unterschenkel Richtung Boden. Beide Schulterblätter bleiben am Boden, Bauch möglichst tief einziehen. Üben Sie einen Gegenzug aus, indem Sie versuchen, mit der linken Hüfte in den Boden zu drücken. 20 bis 30 Sekunden halten.

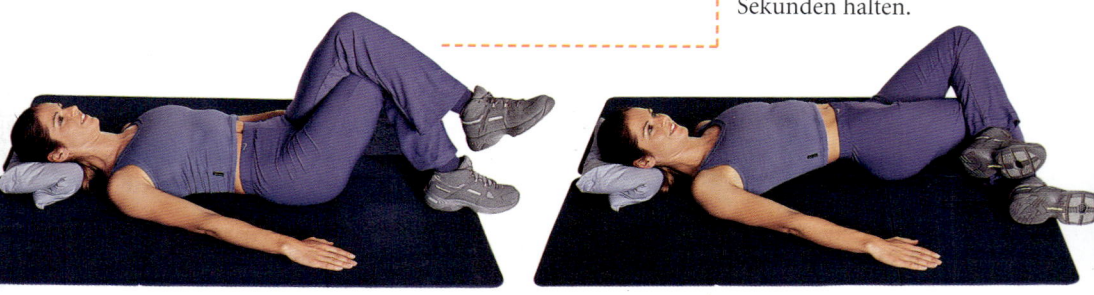

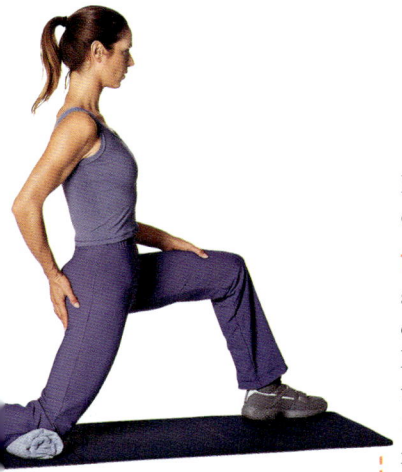

kеln in den Beinen und auch dem Hüftbereich sehr zugute.

1. Knien Sie sich hin, und stellen Sie das linke Bein in einem 90- bis 180-Grad-Winkel auf. Schieben Sie Ihr rechtes Bein weit zurück in einen 120-Grad-Winkel. Verwöhnen Sie Ihr rechtes Knie mit einer weichen Unterlage! Wichtig: KiK! Halten Sie den Bauch wirklich tief innen!
2. Schieben Sie die rechte Hüfte nach vorn, und spannen Sie die Pobacke an. Gleichzeitig drücken Sie den rechten Fußrücken und Unterschenkel in den Boden. 6 Sekunden halten. Kurz entspannen.
3. Dann beugen Sie das vordere Bein mehr und gehen tiefer in die Dehnung hinein. 30 Sekunden halten.

➤ 1- bis 3-mal pro Seite, dann wechseln. Machen Sie das täglich, wie ein Gebet!

4. M³: Es sollte ein gewaltiges Ziehen im Hüftbeuger und im vorderen Oberschenkel spürbar sein.

3. Tief einatmen. Versuchen Sie beim Ausatmen, das Bein weiter in Richtung Boden zu drücken.

➤ Beine wechseln. 1 bis 3 Wiederholungen pro Seite.

4. M³: Je nachdem, wie verkürzt die Muskulatur ist, können Sie die Dehnung von der Taille über den Beckenkamm bis zur Außenseite des Knies spüren.

Dehnung des Hüftbeugers und der vorderen Oberschenkel

Diese Dehnung fördert die Durchblutung in den unteren Extremitäten. Das kommt dem Bindegewebe, den Mus-

Attraktiver
Apfel

Früher waren Sie ein Spargel, in der Jugend überall sehr schlank. Eine Wespentaille haben Sie nie gehabt, aber die Jeans mit engem T-Shirt haben Ihnen immer gut gepasst. Heute tragen Sie nur weite Oberteile, da sich von den Schultern bis zur Hüfte der Speck sammelt. Das Gesäß ist oft flach. Die Beine sind meistens sehr schön.

Was ist zu tun?

Mit dem maßgeschneiderten Workout werden Sie den Rumpfteil als Schwerpunkt trainieren. Die Ernährung spielt eine wichtige Rolle, da sich Fett nicht nur außen am Rumpf sammelt, sondern auch in und um Muskeln und Organen.
➤ Die »Hohlbauch-Übung« (Seite 17) hat für Sie erste Priorität. Fangen Sie also sofort damit an, und üben Sie täglich so oft wie möglich das Einziehen und kurze Halten!

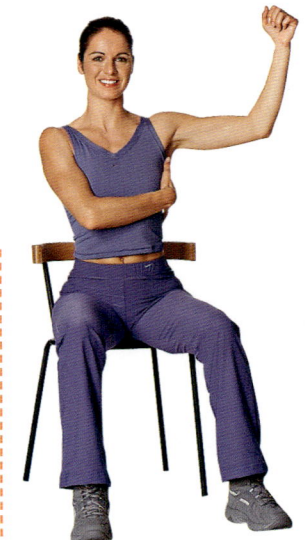

➤ Sobald Sie den Bauch problemlos innen halten können, machen Sie zusätzlich die 2-Way-Crunch-Übung (Sei-te 19) 3- bis 4-mal pro Woche. Ganz wichtig: Der Bauch darf auf keinen Fall nach außen gepresst werden. Lieber 2 bis 3 Wiederholungen am Anfang, aber dafür richtig. Sie schaffen's!

Special für Äpfel
Breiter Rückenmuskel: Einarmiges Pull-down

1. Sie sitzen auf einem Stuhl in der KiK-Haltung (S. 14): Kinn innen, Schulterblätter unten, Bauch eingezogen. Beine im 90-Grad-Winkel.
2. M^3: Legen Sie die rechte Hand unter die linke Achselhöhle. Tasten Sie mit den Fin-

gern den langen Muskel, der von dort bis zur Taille verläuft. Heben Sie den angewinkelten linken Arm. Ziehen Sie dann langsam und mit Kraft die linke Schulter und das Schulterblatt nach unten in Richtung Gesäß. So muss sich der Muskel bewegen, bevor Sie in Schritt 4 den Ellbogen nach unten ziehen.
3. Halten Sie das Band zwischen den Händen. Die rechte Hand ist über dem Kopf mit beinahe ausgestrecktem Arm. Der arbeitende linke Arm ist um 90 Grad angewinkelt und bleibt in dieser Position auch, wenn er das Band nach unten zieht.

plan:

TRAINING UND PFLEGETIPPS FÜR »ÄPFEL«

Muskeltraining 3-mal pro Woche; mindestens 24–36 Stunden Regenerationszeit

Oberkörper-Muskeltraining mit Schwerpunkt auf
• Bauch, Brust, Rücken und Po
• Bizeps/Trizeps

Dehnungen für den Rumpf täglich, Schwerpunkte
• Taille, Rücken
• Hüften

Fatburning und/oder **Konditionstraining** 3- bis 5-mal pro Woche:
• Jogging oder Walking, Rudern, Rad fahren

• an Geräten:
1. Walking oder Jogging auf dem Laufband
2. Rudergerät
3. Crosstrainer

Optimal: Crosstraining, also Abwechslung zwischen den empfohlenen Trainingsarten

Pflege
• Bauch und Rücken besondere Streicheleinheiten geben, Eincremen in der Früh und am Abend; sanfte Massagen für Hüften, Bauch und Taille

• Sauna und Dampfbad tun gut!

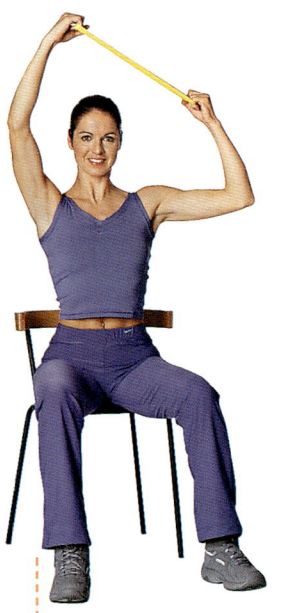

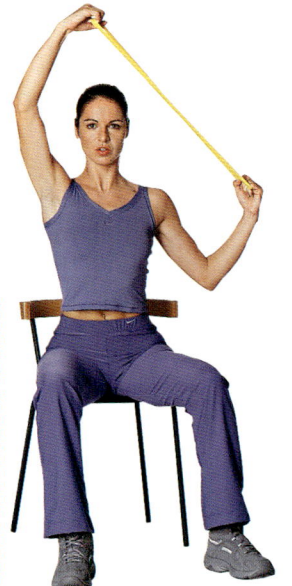

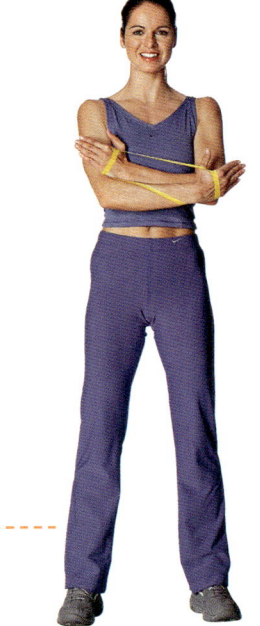

4. Sie atmen ein. Beim Ausatmen ziehen Sie zuerst das linke Schulterblatt nach unten Richtung Po. Danach ziehen Sie den linken Ellbogen nach unten und leicht nach innen zum Körper (90-Grad-Winkel beibehalten!).
5. Beim Einatmen führen Sie den Arm wieder zurück.

➤ 4-mal links/rechts/(links), langsam über 3 Wochen auf 8-mal steigern.

Stufe 2: Im Stand ausführen.

Stufe 3: Auf 12- bis 16-mal pro Arm steigern – aber nur, wenn Sie M^3 beherrschen.

Brustmuskeln und Bizeps: Zweiarmige Chestcrossover

1. Stellen Sie sich etwa schulterbreit hin. KiK!
2. M^3: Winkeln Sie die Arme an, und halten Sie den rechten Unterarm vor dem linken. Ziehen Sie die Schulterblätter weiter nach unten. Schieben Sie die Unterarme aneinander vorbei, den rechten Arm nach links, den linken nach rechts, sodass die Ellbogen zur Körpermitte kommen. Im Oberarmmuskel und in der Brust sollten Sie eine Anspannung spüren.
3. Legen Sie das Band doppelt um die linke Hand, nur

einmal um die rechte. Der rechte Unterarm ist vor dem linken wie in Punkt 2, Handflächen zum Körper.
4. Schieben Sie mit tief gehaltenen Schulterblättern die Unterarme wieder in Gegenrichtung aneinander vorbei.

➤ 4- bis 8-mal rechts vor links, Handposition ändern und dann links vor rechts.

Stufe 2: Auf 12-mal steigern.

Stufe 3: Band über beide Hände doppelt legen.

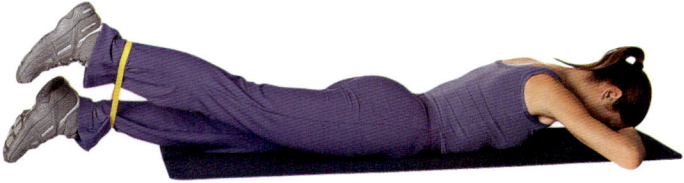

Tipp: Halten Sie die Arme unterhalb der Brust. Um mehr Spannung zu spüren, halten Sie die Arme entweder näher am Körper oder weiter weg. Wenn Sie einen großen Busen haben und die Übung unbequem ist, wechseln Sie zu »Innenrotation für Brust und Bizeps« auf Seite 22.

Trizeps: Einarmiger Pulldown im Stand
Anleitung siehe Seite 23.

Gesäßmuskeln: Hüftstrecker in der Bauchlage

1. Legen Sie sich auf den Bauch, die Beine ausgestreckt. Beugen Sie die Arme in Schulterhöhe, legen Sie die Hände übereinander und die Stirn darauf. KiK!
2. Strecken Sie das rechte Bein ganz aus, der Fuß bleibt aber locker. Heben Sie jetzt das Bein nur so hoch, dass die Hüftknochen am Boden blei-

ben. Spüren Sie, wie sich die rechte Pobacke anspannt.
3. Legen Sie das Band um beide Unterschenkel.
4. Wie in Punkt 2 heben Sie das ausgestreckte rechte Bein vom Boden. Die Hüftknochen bleiben fest am Boden. Der Bauchnabel ist ganz tief nach innen gezogen. Der rechte Fuß bleibt fixiert am Boden.

➤ 4- bis 8-mal rechts/links/(rechts).

Stufe 2: Legen Sie das Band doppelt um das fixierte Bein.

Stufe 3: Legen Sie das Band um den arbeitenden Fuß.

Seitliche Allzweckdehnung für Rücken, Taille und Hüften.

1. Setzen Sie sich in den Schneidersitz, und strecken Sie das rechte Bein seitlich aus. Das Knie zeigt zur Decke und ist in einer Linie mit dem Fuß. KiK – aber in der

Position leicht entspannen. Legen Sie die rechte Hand auf den linken Unterschenkel. Strecken Sie den leicht gebeugten linken Arm zur Decke, die Handfläche weist nach unten.
2. Atmen Sie ein, halten Sie den Bauch tief innen, und beugen Sie sich langsam zum rechten Bein hinüber. Strecken Sie den Arm weiter, bis Sie ein deutliches Ziehen in der Taille spüren.
3. Seien Sie jetzt Bodydetektiv! Beugen Sie sich etwas mehr nach vorn. Was spüren

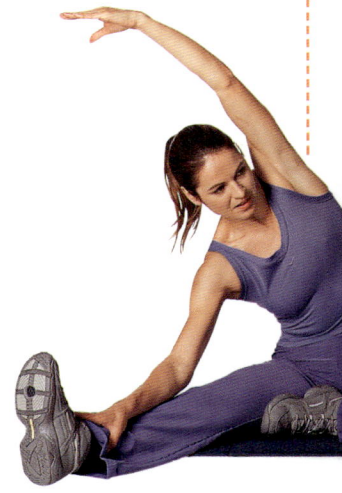

Sie? Geht es mehr in den Rücken oder in die Hüfte? Was spüren Sie, wenn Sie die Handfläche nach vorn drehen?

Nun schieben Sie den Arm weiter nach hinten. Wo spüren Sie's jetzt?

Je nach Verspannungen können Sie in den Hüften, in der Taille, im breiten Rückenmuskel ein deutliches Ziehen spüren. In den inneren Oberschenkeln werden Sie es auch merken.

Tipp: Diese Dehnung fördert die Durchblutung im Rumpfbereich. Es ist extrem wichtig, den Bauchnabel tief innen zu halten. Das stabilisiert und schützt den unteren Rücken. Für den Apfel eine absolut wichtige goldene Regel!

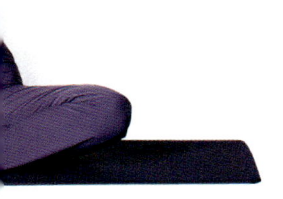

Super
Spargel

Viele Leute beneiden Sie: So oft und so viel essen, wie Sie wollen, gar keinen Sport betreiben und trotzdem so rank und schlank! Aber Sie wünschen sich mehr Energie und ein bisschen mehr Kraft. Und

– oh ja, die Schultern könnten auch etwas breiter sein. Ihr Programm ist ein Ganzkörpertraining. Schön geformte Muskeln überall am Körper sind Ihr Ziel.

Ganzkörpertraining

Ich habe Ihr Training so konzipiert, dass Sie mit 15 Minu-

plan:

TRAINING UND PFLEGETIPPS FÜR »SPARGEL«

Muskeltraining 3- bis 4-mal pro Woche; mindestens 36–48 Stunden Regenerationszeit für die bearbeiteten Muskeln

Ganzkörpertraining: sanft und technisch einwandfrei!

Dehnungen: am Anfang nur die Körperpartien, die sehr verspannt sind; entnehmen Sie die Dehnungen den anderen Programmen

Konditionstraining
2-mal pro Woche, später nach erfolgreichem Muskeltraining 3-mal pro Woche

- Jogging oder Walking, Rudern, Rad fahren, Inline-

Skating, Aqua-Jogging, Schwimmen

- an Geräten:
1. Walking oder Jogging auf dem Laufband
2. Rudergerät
3. Crosstrainer
4. Fahrrad-Ergometer oder Spinning-Bike

Optimal: Crosstraining, also Abwechslung zwischen den empfohlenen Trainingsarten

Pflege
- Den ganzen Körper immer eincremen
- Wechselduschen, um den Kreislauf anzuregen
- Sauna

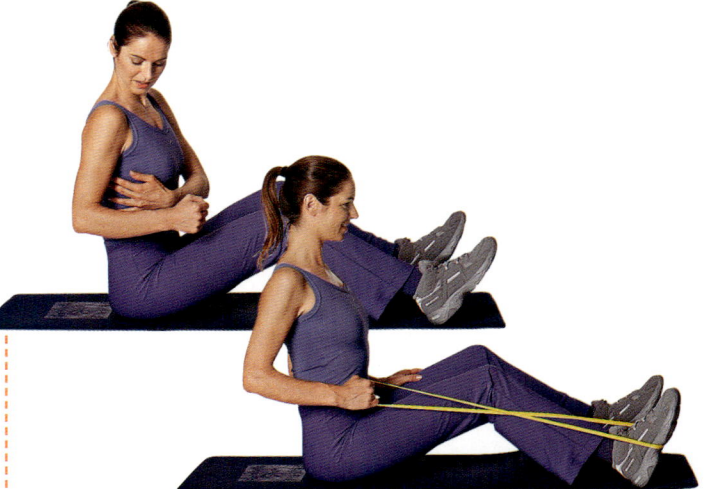

ten Zeit pro Tag alle Übungen ausführen können.

➤ Damit Sie Zeit und Energie sparen, können Sie – statt Pausen einzulegen – abwechselnd eine Übung für den Oberkörper und den Unterkörper machen. Wenn Sie schon etwas Kraft entwickelt haben, machen Sie je zwei Übungen für Ober- und Unterkörper ohne Pause. Zeitbedarf: höchstens 5 Minuten.

Bloß nicht übertreiben

➤ Bitte beachten Sie die Regenerationszeit für die Muskeln – sie, und auch Ihr Herzkreislaufsystem, brauchen genügend Pausen zwischen den Trainingseinheiten. Aber auch nicht zu lang, denn sonst schwinden die Muskeln, die Sie so mühsam antrainiert haben, im Nu wieder.
➤ Fangen Sie sanft an, um Ihre zierlichen Gelenke nicht zu überfordern. Am Anfang ist es einfach wichtig, dass es Ihnen Spaß macht. Ein wenig von allem – und vor allem mit der richtigen Technik.

Richtig trainieren

➤ Bitte trainieren Sie täglich den Bauch (Seite 17). Ganz wichtiger Tipp für Sie: Halten Sie die Handgelenke beim Training immer stabil!

Special für Spargel
Breiter Rückenmuskel: Einarmiges Rudern

1. Sie sitzen mit angewinkelten Beinen am Boden, die Beine schulterbreit. KiK (Seite 14): Kinn innen, Schulterblätter unten, Bauch innen.
2. M³: Halten Sie den rechten Arm seitlich am Körper im 90-Grad-Winkel. Ziehen Sie das rechte Schulterblatt tief nach unten, und spüren Sie, wie sich der lange breite

Rückenmuskel bewegt (Latmuskel). Ziehen Sie dann den Ellbogen nach hinten, um den Muskel noch weiter nach unten und etwas nach innen zur Wirbelsäule zu ziehen.
3. Legen Sie das Band um die rechte Fußsohle, nehmen Sie es in die rechte Hand, und halten Sie es mit angewinkeltem Arm seitlich am Bein.
4. Sie atmen ein. Beim Ausatmen ziehen Sie *zuerst* das rechte Schulterblatt nach unten in Richtung Po. Danach ziehen Sie den rechten Ellbogen nach hinten und leicht nach innen zum Körper, er bleibt dabei im 90-Grad-Winkel.
5. Mit dem Einatmen führen Sie den Arm wieder zurück.

➤ 4-mal rechts/links/
(rechts), langsam über 3 Wochen auf 8-mal steigern.

Stufe 2: Auf 12- bis 16-mal
pro Arm steigern – aber nur,
wenn Sie M³ beherrschen.

**Für die Schultern: Seitheben
im Sitzen,** Anleitung Seite 22.

Biceps Curl am Boden

1. Setzen Sie sich in den
Schneidersitz, und stellen Sie
das linke Bein leicht angewinkelt seitlich auf. Legen Sie die
rechte Hand auf das rechte
Knie, oder umfassen Sie den
rechten Fuß. KiK!
2. M³: Legen Sie den linken
Ellbogen an die Innenseite
des Oberschenkels. Führen
Sie den Unterarm langsam in
Richtung linke Schulter, bis
Sie eine Spannung im vorderen Oberarm spüren.
3. Legen Sie das Band um
den linken Fuß, und halten
Sie es in der linken Hand,
Handfläche zum Körper.
Drücken Sie den linken Ellbogen an die Oberschen-
kelinnenseite.

Halten Sie den Unterarm
im 90-Grad-Winkel, und
ziehen Sie das Schulterblatt
nach unten.
4. Ziehen Sie den Unterarm zum Körper. Der
Oberarm bleibt unbewegt,
das Handgelenk gerade.

➤ 4-mal links/rechts/(links).
Langsam auf 8-mal steigern.

Trizeps im Stuhl

1. Setzen Sie sich auf eine
Stuhlkante, die Beine im 90-
Grad-Winkel. Mit geradem
Rücken senken Sie den Ober-
körper zu den Oberschenkeln
hinab. Halten Sie den linken
Arm im 90-Grad-Winkel, den
Ellbogen fest an den Körper
gedrückt. Legen Sie die rechte
Hand mit den Fingerspitzen

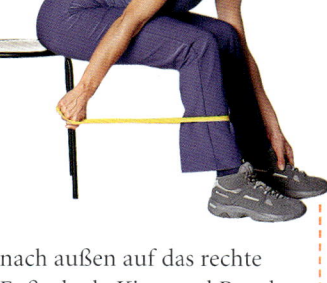

nach außen auf das rechte
Fußgelenk. Kinn und Bauch
nach innen ziehen!
2. M³: Ziehen Sie das linke
Schulterblatt nach unten, und
halten Sie es fixiert. Führen
Sie den linken Unterarm nach
unten-hinten. Hinten am
Oberarm nahe der Achsel-
höhle spüren Sie, wie sich die
Muskeln zusammenziehen.
3. Legen Sie das Band um
den linken Unterschenkel,
und halten Sie es mit links,
Handrücken nach außen.
4. Ziehen Sie die linke Schulter nach unten, und halten
Sie sie so. Führen Sie den Unterarm nach unten-hinten,
bis der Arm gestreckt ist. Das
Handgelenk bleibt fest in einer Linie mit den Unterarm.

➤ 4-mal links/rechts/(links).
Langsam auf 8-mal steigern.

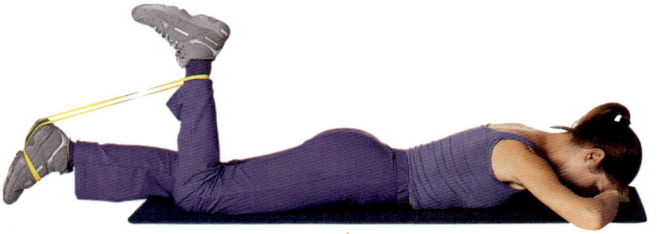

Gesäßmuskeln: Hüftstrecker in der Bauchlage

Anleitung siehe Seite 28.

Beinbeugermuskeln: Beincurl in der Bauchlage

1. In der Bauchlage legen Sie die Hände in Schulterhöhe übereinander und die Stirn darauf. KiK.
2. M³: Heben Sie den rechten Unterschenkel langsam vom Boden, und ziehen Sie die Ferse in Richtung Po. Der Fuß bleibt locker. Halten Sie Hüftknochen, Oberschenkel und linken Fuß fest am Boden. Spüren Sie, wie die rechten hinteren Oberschenkelmuskeln sich zusammenziehen. Legen Sie das Bein langsam wieder ab.
3. Wickeln Sie das Band um den linken Fuß, legen Sie es auf der Fußsohle über Kreuz und das andere Ende um den rechten Unterschenkel.

4. Ziehen Sie die rechte Ferse wie in Schritt 2 zum Po. Der Bauchnabel bleibt ganz tief nach innen gezogen, das linke Bein fixiert am Boden.

➤ 4- bis 8-mal rechts/links/ (rechts).

Stufe 2: Steigern Sie auf 8 bis 16 Wiederholungen.

Beinstreckermuskeln: Beinstrecker im Sitzen

1. Setzen Sie sich auf einen Stuhl, die Oberschenkel ganz aufliegend. Die Unterschenkel bilden in etwa einen 100-Grad-Winkel. Heben Sie das rechte Bein, und halten Sie es mit verschränkten Fingern am Oberschenkel nahe der Kniekehle. Das ganze Gewicht des Beines liegt in den Händen. Der Unterschenkel hängt entspannt nach unten. Sie sitzen gerade: KiK!

2. M³: Strecken Sie den rechten Unterschenkel so nach oben, dass die Kniescheibe völlig flach ist. Sie sollten spüren, wie sich die Muskeln um die Knie zusammenziehen. Lösen Sie kurz die linke Hand, um die Muskeln um die Kniescheibe zu ertasten.
3. Legen Sie das Band unter den linken Fuß und um den rechten Unterschenkel. Der linke Fuß bleibt am Boden. Nehmen Sie die Haltung von Schritt 1 ein, und strecken Sie das rechte Bein vollkommen aus. KiK nicht vergessen.

➤ 4- bis 8-mal rechts/ links/(rechts).

Stufe 2: Stellen Sie den fixierten Fuß weiter nach hinten.

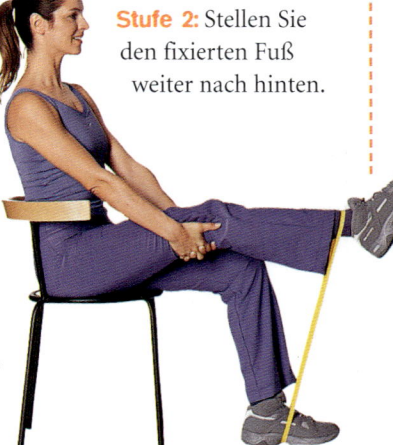

Knackige
Karotte

Der Spargel muss richtig arbeiten, um sich auch nur etwas Muskulatur anzutrainieren. Sie aber, liebe Karotte, sind einfach mit schön geformten Muskeln und einer athletischen Figur gesegnet. Mein Programm hilft Ihnen, die Muskelform und -masse so zu halten und gleichzeitig mehr Kraft und Energie zu gewinnen.

Richtig üben

➤ Anfangs machen Sie einfach das Spargel-Programm (Seite 30–32). Wiederholen Sie jede Übung 8- bis 12-mal.
➤ Wenn Sie das Programm beherrschen, fangen Sie mit den Karotten-Specials an.
➤ Damit Sie schön beweglich bleiben, ist es wichtig, die angespannten und verkürzten Muskelbereiche täglich, mindestens alle zwei Tage, zu dehnen. Die Brust- und Nackendehnungen werden Ihnen besonders gut tun.
➤ Auch für Sie ist tägliches

»Hohlbauch«-Training angeordnet. Konzentrieren Sie sich auf den unteren Bauch. Er muss richtig mit nach innen gezogen werden! Genau wie die Birne sollten Sie den Reverse Curl (Seite 18) als Schwerpunkt ins Programm nehmen.
➤ Regeneration ist sehr wichtig für Sie. Ein besonderer Tipp: Trainieren Sie an einem Tag nur den Oberkörper und am nächsten Tag nur den Unterkörper.
➤ Auch im Bereich Herz-Kreislauf-Training sollten Sie sich genügend Regenerationszeit gönnen. Wenn Sie gern täglich trainieren, dann wechseln Sie intensive mit sanften Trainingstagen ab.

plan:

TRAINING UND PFLEGETIPPS FÜR »KAROTTEN«

Muskeltraining 2- bis 3-mal pro Woche; mindestens 48–72 Stunden Regenerationszeit

Ganzkörpertraining: technisch einwandfrei!

Dehnungen täglich, Schwerpunkt: Nacken, Brust und Waden; weitere Dehnungen können Sie den anderen Programmen entnehmen

Fatburning und/oder **Konditionstraining** 3- bis 5-mal pro Woche

● Jogging, Walking, Inline-Skating, Rudern, Rad fahren, Schwimmen

● an Geräten:
1. Walking oder Jogging auf dem Laufband
2. Rudergerät
3. Crosstrainer
4. Fahrrad-Ergometer oder Spinning-Bike

Optimal: Crosstraining, also Abwechslung zwischen den empfohlenen Trainingsarten

Pflege
● Den ganzen Körper immer eincremen; gönnen Sie sich regelmäßige Massagen
● In der Badewanne mit einigen Tröpfchen ätherischem Öl entspannen

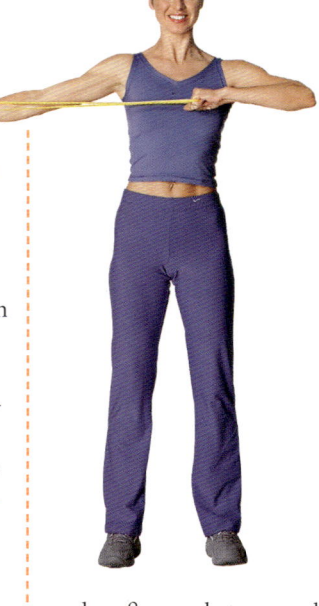

Special für Karotten
Mittlere Rückenmuskeln: Pfeil und Bogen

1. Stellen Sie sich schulterbreit hin. KiK (Seite 14): Kinn innen, Schulterblätter unten, Bauch innen. Strecken Sie den rechten Arm in Schulterhöhe seitlich aus, den Handrücken zur Decke. Halten Sie den linken Arm in einem 60-Grad-Winkel vor der Brust, Handrücken ebenfalls oben.

2. M³: Linkes Schulterblatt nach unten in Richtung Po ziehen und dann innen zur Wirbelsäule. Danach bewegen Sie den angewinkelten Arm nach außen und leicht nach hinten und ziehen dabei die Muskeln direkt unter der Achselhöhle nach unten und dann innen zur Wirbelsäule.

3. Halten Sie das Band mit beiden Händen, Arm- und Handhaltung wie in Schritt 1.

4. Atmen Sie ein. Beim Ausatmen ziehen Sie *zuerst* das linke Schulterblatt nach unten und dann nach innen zur Wirbelsäule. Danach ziehen Sie den linken Ellbogen

nach außen und etwas nach hinten, der 60-Grad-Winkel bleibt unverändert.

5. Beim Einatmen führen Sie den Arm wieder zurück.

➤ 8-mal links/rechts/(links).

Stufe 2: Band um die arbeitende Hand doppelt nehmen.

Stufe 3: Auf 12-mal pro Arm steigern – aber nur, wenn Sie M³ beherrschen.

Arm- und Beinbizeps: Biceps Curl und Beinpresse in der Rückenlage

1. Legen Sie sich auf den Rücken, den Hinterkopf auf

einem Kissen. Stellen Sie die Beine angewinkelt auf, und heben Sie den rechten Unterschenkel an, sodass er waagerecht zum Boden in einem 90-Grad-Winkel zum Oberschenkel ist. Winkeln Sie den rechten Arm um 90 Grad an, und unterstützen Sie ihn mit der linken Hand.

2. Halten Sie das Band in der rechten Hand, Handrücken zum Fuß, und legen Sie das andere Ende mittig um den rechten Fuß, sodass es nicht abrutschen kann. Halten Sie das Handgelenk unbedingt immer gerade und stabil.

3. M³: Entspannen Sie den rechten Unterarm, und ziehen Sie ihn

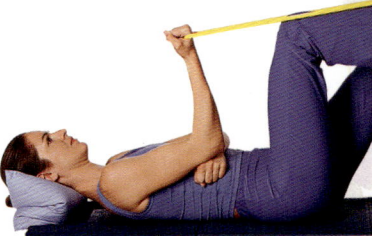

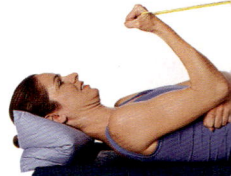

zur rechten Schulter. Spüren Sie die Spannung im vorderen Oberarm.

Danach strecken Sie mit entspanntem Fuß das rechte Bein nach vorn aus und spannen dabei die Pobacke an.

4. KiK: Schulterblätter nach unten und Bauch fest nach innen ziehen. Nun führen Sie gleichzeitig den rechten Unterarm in Richtung Kopf, strecken das rechte Bein nach vorn aus und spannen die rechte Pobacke an.

➤ 8-mal rechts/links/(rechts).

Stufe 2: Auf 12-mal steigern.

Stufe 3: Auf einem Stuhl sitzend ausführen.

Variante: über Kreuz: rechter Arm – linker Fuß (und umgekehrt).

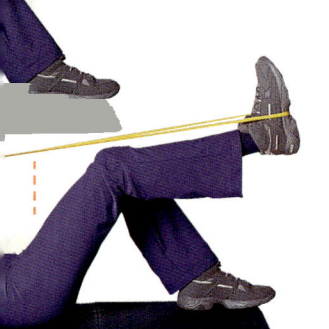

Nackendehnung

1. Setzen Sie sich auf einen Stuhl, die Beine im 90-Grad-Winkel, die Füße flach am Boden. Neigen Sie den Kopf zur linken Seite, so dass das Ohr annähernd waagerecht zur Schulter ist.

2. Nun ziehen Sie das Kinn tief nach innen zum Nacken. Schalten Sie den Bodydetektiv ein: Wo spüren Sie ein Ziehen? Wenn Sie das rechte Schulterblatt weiter nach unten ziehen, können Sie die Dehnung noch intensivieren.

Stufe 2: Fassen Sie mit der rechten Hand seitlich unter den Stuhl, und führen Sie Schritt 2 nochmals aus.

➤ Links/rechts/(links): Sind Sie sehr verspannt, halten Sie die Dehnung nur 10 Sekunden lang, entspannen 10 Sekunden und dehnen nochmal 10 Sekunden lang. Steigern Sie das jeweils um 5 bis 10 Sekunden auf 30 Sekunden.

➤ Machen Sie diese Übung mehrmals am Tag einfach so zwischendurch!

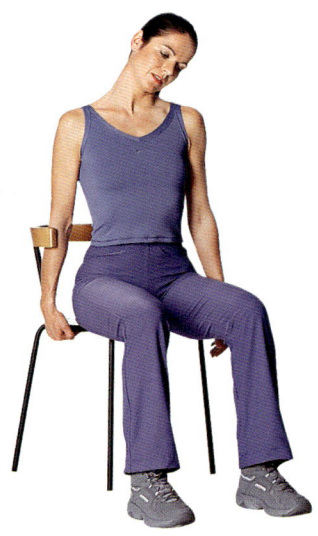

Brustdehnung an der Wand

1. Stellen Sie sich mit der rechten Schulter dicht an eine Wand, die Füße parallel. Machen Sie einen kleinen Schritt mit dem rechten Fuß nach vorn. Legen Sie den rechten Arm und die Handfläche so an die Wand, dass Sie die Dehnung in den Brustmuskeln gut spüren. KiK!

2. Probieren Sie verschiedene Armpositionen aus. Beugen Sie zum Beispiel den Arm im 90-Grad-Winkel, oder halten Sie ihn weiter oben oder weiter unten. Sie müssen einfach die Position finden, in der Sie

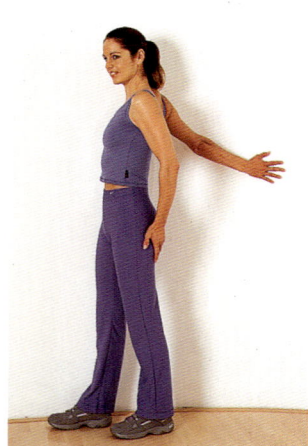

Peppige
Paprika

Ihr Ziel, liebe Paprika, ist in erster Linie abzunehmen. Meine Erfahrung zeigt mir, dass viele Paprikas ganz eifrig mit einem Fettverbrennungsprogramm anfangen, es aber bald abbrechen. Grund dafür sind Probleme mit den Waden, Achillessehnen und Schultergelenken.

Richtig trainieren

➤ Für Sie ist es besonders wichtig, die Muskeln an den Gelenken zu mobilisieren, damit sie samt Sehnen und Bändern gut durchblutet, elastisch und widerstandsfähig werden. Dazu habe ich

deutlich spüren, wie es im großen Brustmuskel zieht.
3. Nun drehen Sie sich mit dem Oberkörper nach links weg von der Wand. Gleichzeitig drücken Sie die rechte Schulter an die Wand. Halten Sie die Dehnung in dieser Position 20–30 Sekunden lang.
4. Dann schütteln Sie Arm und Schulter aus und wechseln die Seiten.

Tipp: Fangen Sie immer mit der verkürzteren Seite an, und enden Sie auch wieder mit ihr. Die Dehnung müssen Sie tatsächlich im großen Brustmuskel spüren, nicht im vorderen Schulterbereich.

plan:

TRAINING UND PFLEGETIPPS FÜR »PAPRIKAS«

Muskeltraining 2- bis 3-mal pro Woche; mindestens 36–72 Stunden Regenerationszeit

Schwerpunkt: Ganzkörperbewegung. Einfach öfter am Tag aufstehen, Treppen nehmen anstatt Liftm, Papierkorb im Büro fünf Meter weit weg vom Arbeitstisch

Muskelprogramm: Muskeln um die Gelenke stärken

Dehnungen täglich, Schwerpunkt: Nacken, Brust und Waden; weitere Dehnungen können Sie den anderen Programmen entnehmen

Fatburning
3- bis 5-mal pro Woche. Mit 10 Minuten anfangen. Kleine realistische neue Ziele setzen.

• Walking.
• an Geräten:
1. Walking auf dem Laufband
2. Crosstrainer

Pflege
• Den ganzen Körper immer eincremen. Sich regelmäßige Massagen und Lymphdrainagen gönnen.
• In der warmen Wanne verweilen. Ein Tröpfchen Mandel- oder Avocadoöl ins Wasser geben. Das verwöhnt die Haut!

drei spezielle Zauberband-
übungen ausgesucht.

➤ Wenn Ihnen die Übungen
Spaß machen und Sie mer-
ken, dass Sie Ihre Muskeln
dadurch wirklich gut spüren,
können Sie Ihr Programm
mit Übungen aus den Pull-
for-Power-Extras ergänzen
(ab Seite 40). Besonders zu
empfehlen: Die Übungen im
Kapitel »Ihre Knie sagen
danke schön« (Seite 42).

➤ »Hohlbauch«-Training im
Stand – täglich und so oft wie
möglich – ist Pflicht.

➤ Dehnen ist sehr wichtig:
Das fördert nicht nur die Be-
weglichkeit, sondern öffnet
auch die Bahnen für eine bes-
sere Sauerstoffversorgung,
Durchblutung und Entschla-
ckung des Bindegewebes.

➤ Ergänzend sollten Sie mit
regelmäßigem Ausdauertrai-
ning etwas für die Fettverbrennung tun (siehe Kasten).

Wichtig: Für Sie ist es besser,
ein Ende vom Zauberband
um einen festen Gegenstand
zu legen und nicht um die
Beine als Fixpunkt.

Special für Paprikas
Mittlere Rückenmuskeln, Schultern, Oberarme

1. Stellen Sie sich etwas mehr
als schulterbreit hin. KiK
(Seite 14): Kinn innen, Schulterblätter unten, Bauch innen. Halten Sie die Arme
nach unten und leicht gerun-
det, als würden Sie einen rie-
sigen Strandball halten.
2. M³: Ziehen Sie die Schulterblätter in Richtung Po und
dann nach innen zur Wirbelsäule. Führen Sie anschließend die Arme in der fixierten Ballhaltung nach oben.
Die Schulterblätter ziehen
dabei noch mehr nach unten
und innen.
Sie spüren, wie stark der
mittlere Rücken arbeitet und
wie sich auch die Muskeln
zwischen den Schultern zusammenziehen möchten.
3. Legen Sie das Band um die
Unterarme. Beide Hand-
rücken weisen zur Seite.
4. Atmen Sie ein. KiK: Kinn
innen und Bauch auch! Beim
Ausatmen ziehen Sie *zuerst*
die Schulterblätter nach un-

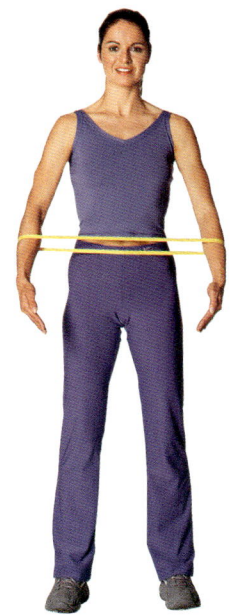

ten in Richtung Po und dann
nach innen zur Wirbelsäule.
Danach führen Sie die Arme
in der Strandballposition
nach oben. Ziehen Sie die
Schulterblätter weiter nach
unten und zusammen – auch
auf dem Rückweg.
5. Atmen Sie ein, und führen
Sie die Arme wieder zurück
nach unten.

➤ Am Anfang 4-mal, später
8- bis 16-mal.

Stufe 2: Halten Sie das Band
mit den Händen.

Breite Rücken- und hintere Schultermuskeln, Trizeps: Einarmiger Pull-back

1. Setzen Sie sich vor einen Tisch auf einen Stuhl, die Beine im 90-Grad-Winkel, Füße flach am Boden. KiK!

2. Legen Sie das Band in Kniehöhe um ein Tischbein.

3. M³: Strecken Sie den rechten Arm seitlich nach unten aus. Ziehen Sie das linke Schulterblatt nach unten. Spüren Sie, wie sich Ihr langer, breiter Rückenmuskel zusammenzieht? Nun führen Sie den durchgestreckten linken Arm nach hinten. Dabei spüren Sie, wie die Muskeln sich im hinteren Schulterbereich und am hinteren Oberarm anstrengen.

4. Nehmen Sie das Band in die rechte Hand, Handrücken nach vorn, Fingerknöchel Richtung Boden. Das Handgelenk ist absolut in einer Line mit dem Unterarm. Atmen Sie tief ein.

5. Beim Ausatmen schieben Sie erst das linke Schulterblatt nach unten und führen dann

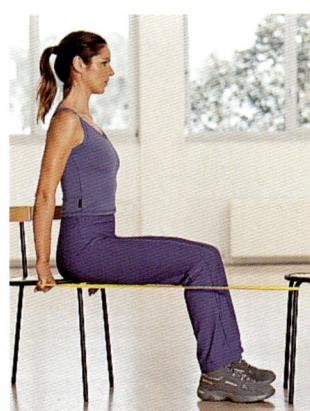

den ausgestreckten Arm nach hinten. Ziehen Sie den Bauchnabel noch tiefer ein.

➤ 4-mal rechts/links/(rechts).

Stufe 2: Auf 8-mal steigern.

Schienbeintraining

1. Sie sitzen wieder auf dem Stuhl, die Beine im 90-Grad-Winkel, die Füße flach am Boden. KiK!

2. M³: Stellen Sie den linken Fuß auf die Ferse. Nun ziehen Sie die Zehen nach oben und gleichzeitig rückwärts zum Schienbein. Ziehen Sie den Fußrücken noch fester zu sich! Sie sollten ein ganz star-

kes Ziehen in der Schienbeinmuskulatur spüren.

3. Wickeln Sie ein Bandende mehrfach um ein Tischbein, und ziehen Sie das andere Ende durch die Schlaufe – je kürzer das Band, desto höher die Spannung. Legen Sie das freie Ende in Ballenhöhe um den linken Fußrücken.

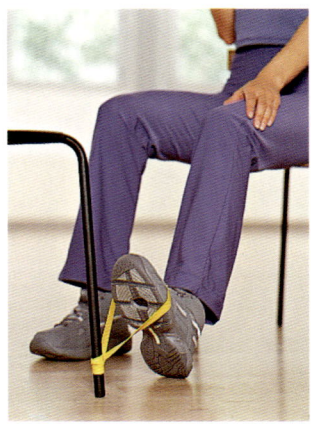

4. KiK! Beugen Sie den linken Fuß langsam Richtung Schienbein, bis Sie ein starkes Ziehen verspüren. Kurz halten – und dann wieder zurück zur Ausgangsposition.

➤ 4- bis 8-mal links/rechts/ (links).

Stufe 2: Setzen Sie sich weiter weg vom Fixpunkt.

Tipp: Bei dieser Übung sollten Sie Schuhe tragen.

Wadenmuskeln: Kombiübung an der Wand

1. Stellen Sie sich mit dem Gesicht zur Wand, ungefähr eine Fußlänge entfernt. Setzen Sie dann den rechten Fuß vor, sodass er schräg unten gegen die Wand drückt: die Ferse am Boden, der Fußballen an der Wand, das Bein leicht gebeugt.

2. Machen Sie mit dem rechten Bein einen Schritt nach hinten, sodass die Ferse gerade noch am Boden liegt, die Fußspitze nach vorn. Richten Sie die Entfernung zur Wand so ein, dass Sie die Waden optimal dehnen können.

3. KiK: Alles stabilisieren – Kinn, Schulterblätter und Bauch. Jetzt lehnen Sie sich mit dem ganzen Körper zur Wand hin. Der untere Teil der rechten Wade wird lang gezogen. Das linke Bein hinten ist ganz gestreckt. Halten Sie die

Dehnung. Wechseln Sie dann das Bein.

➤ Halten Sie die Dehnung anfangs 10 Sekunden lang, entspannen Sie dann kurz, und dehnen Sie nochmal 10 Sekunden lang. Später: 20 bis 30 Sekunden lang halten.

Tipp: Die Entfernung zur Wand ist richtig, wenn Sie ein kräftiges Ziehen in den unteren Wadenmuskeln spüren.

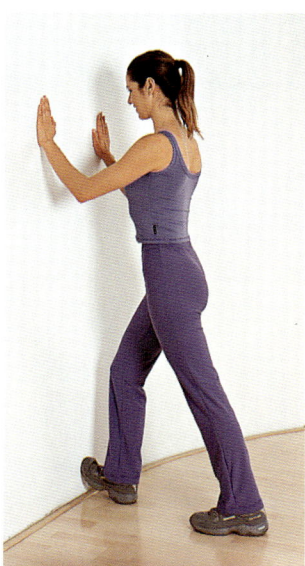

tipp:

FATBURNING

● Intelligent abzunehmen heißt, die Ernährung umzustellen und nicht in den Diätwahn zu fallen: Essen Sie viel frisches Obst am besten vor 12 Uhr, abwechslungsreiche Salate mittags und abends immer eine Portion gekochtes Gemüse. Trinken Sie stilles Wasser als Dusche von innen! Schränken Sie Alkohol ein und lassen Sie Süßigkeiten stehen. Buchtipps zur Ernährung gibt's auf Seite 46.

● Fatburner-Training heißt: Ausdauersport (Herz-Kreislauf-Training) betreiben – und das im Bereich der idealen Herz- und Atemfrequenz. Diese bestimmt, ob der Körper seine Energie vorwiegend aus Fett oder Kohlenhydraten bezieht. Wichtig ist also, die richtige Trainingsintensität herauszufinden, damit Sie möglichst effektiv Fett verbrennen. Den individuell richtigen Bereich können Sie mit einer Herzfrequenzuhr am Handgelenk ermitteln, besonders präzise mit der Own-Zone-Uhr von Polar (Infos auf Seite 46).

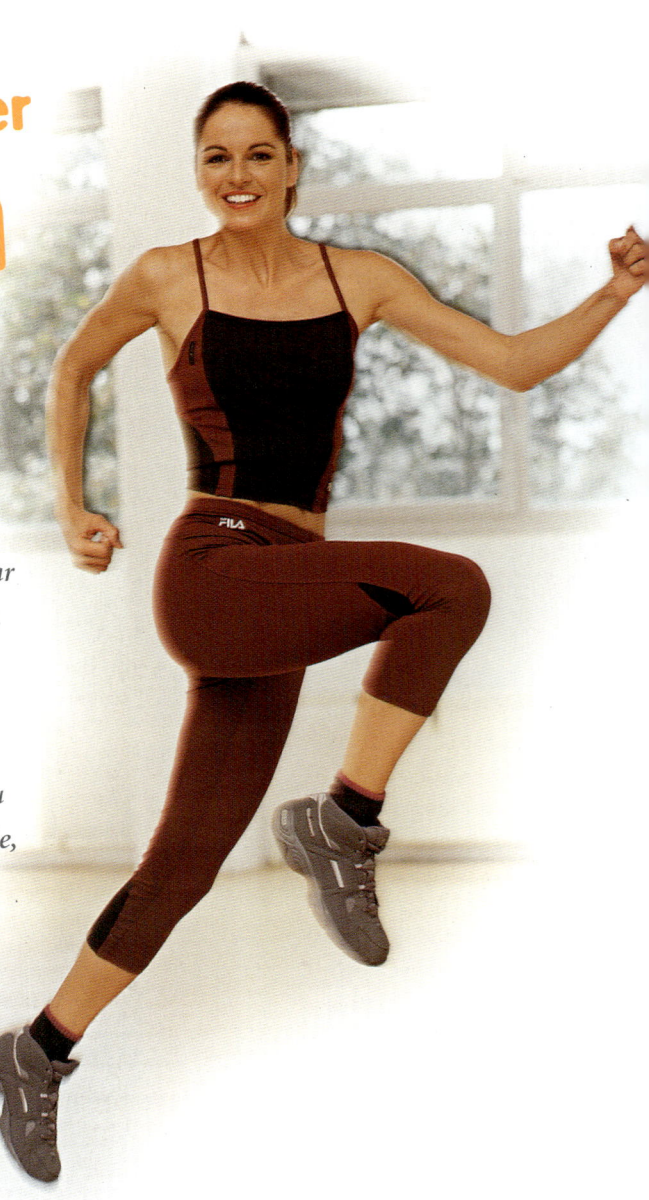

Pull for Power
Extra

Das macht Ihr Training rund

*A*ls Ergänzung habe ich ein paar
Miniworkouts zusammengestellt.
Sie sollen Ihnen helfen, Ihr Pro-
gramm zu vervollständigen. Als
Bodydetektiv lernen Sie, Ihrem
Körper zuzuhören und ihn genau
anzuschauen. Dadurch wissen Sie,
was Sie noch zusätzlich zu Ihren
Specials brauchen.

Läufer-
Quickie

Die meisten Freizeitläufer kümmern sich wenig um Muskelaufbau. Wichtig wird das erst, wenn die ersten Achillessehnen- oder Knie-beschwerden auftreten. Wenn Sie gerne laufen und dies bis ins hohe Alter betreiben möchten, finden Sie hier drei kleine Übungen, mit denen Sie Ihre wichtigsten Laufge-lenke schützen:

Mobile Schultern – beid-armige Außenrotation

1. Sie stehen schulterbreit. KiK: Kinn innen, Schulter-blätter unten, Bauchnabel tief nach innen ziehen.

2. M³: Halten Sie den rech-ten Oberarm dicht am Kör-per, und winkeln Sie den Un-terarm um 90 Grad an. Die linke Hand legen Sie hinten auf die rechte Schulter, ober-halb der Achselhöhle. Drehen Sie den rechten Unterarm nach außen-hinten. Spüren Sie, wie sich die Muskeln unter den Fingern bewegen.

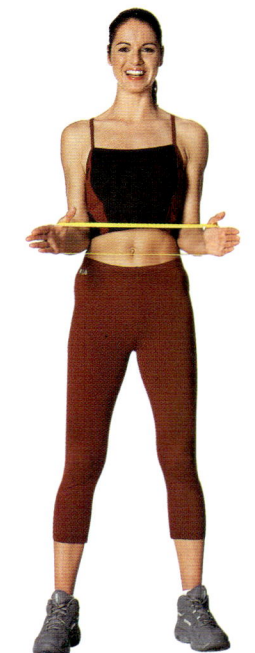

3. Nun legen Sie das Band um beide Handrücken und halten die Arme in einem 90-Grad-Winkel, Oberarme eng am Körper. (Wenn Sie die Arme nicht eng genug am Körper halten können, ste-cken Sie Tücher zwischen Oberarme und Körper).

4. Mit fixierten Oberarmen atmen Sie ein. Beim Ausat-men drücken Sie die Schul-terblätter noch tiefer in Rich-tung Po und halten sie so. Nun drehen Sie die Unter-arme nach außen-hinten. Die

Handgelenke bleiben dabei absolut stabil in einer Linie mit den Unterarmen.

5. Beim Einatmen bringen Sie die Arme langsam zurück in die Startposition.

➤ 4- bis 12-mal langsam und konzentriert.

Für die oft vergessenen Muskeln um das Fußgelenk: Außenrotation der Füße

1. Setzen Sie sich auf einen Stuhl. Die Oberschenkel lie-gen möglichst ganz auf der Sitzfläche. Setzen Sie die Fer-sen so weit vorn schulterbreit auf, dass Unter- und Ober-schenkel einen flachen Win-kel bilden (über 120 Grad).

2. M³: Halten Sie die rechte Hand gegen das rechte Fuß-

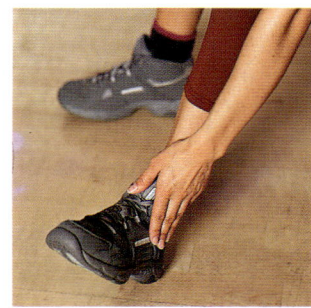

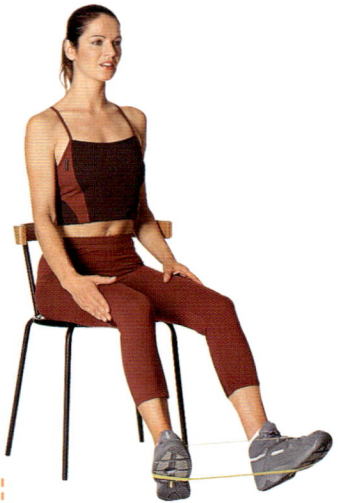

➤ 4- bis 8-mal mit dem rechten Fuß, dann wechseln.

Variante: Wenn die Bewegung sitzt, drehen Sie beide Füße gleichzeitig nach außen.

Tipp: Die Fersen bleiben wie angeklebt am Boden. Oberschenkel und Knie bleiben ganz fixiert. Nur der Fuß bewegt sich.

Ihre Knie sagen danke schön

Die andere Beinpresse: Rettung für die Knie

1. Setzen Sie sich mit geradem Rücken auf den Boden. Entweder lehnen Sie sich gegen eine Wand oder stellen

die Hände hinter sich, um sich abzustützen. Das linke Bein ist gebeugt, die Fußsohle flach am Boden. Das rechte Bein ist gestreckt, mit einem zusammengerollten Tuch unter der Kniekehle. KiK!
2. M^3: Legen Sie die linke Hand auf die Innenseite des rechten Beines gleich oberhalb des Knies. Strecken Sie das Bein ganz aus, und drücken Sie das Knie ins Tuch. Spüren Sie mit den Fingern, wie sich ein kleiner Muskel wie ein Ball zusammenzieht. Das ist ein sehr wichtiger Muskel für die Knieführung (*M. vastus medialis*).
3. Legen Sie das Band um den linken Unterschenkel und um den rechten Fuß. KiK mit dem Oberkörper.
4. Pressen Sie das rechte Bein in das Tuch und den rechten

gelenk. Knie und Oberschenkel dürfen sich nicht mehr bewegen. Nun drehen Sie den rechten Fuß nach außen und ziehen dann die Zehen in Richtung Decke. Sie sollen eine deutliche Spannung oder einen Zug in den Muskeln an der Außenseite des Fußes spüren.
3. Legen Sie das Band um beide Füße. Der linke Fuß ist zuerst der Fixpunkt. Sie bewegen nur den rechten nach außen und die Zehen in Richtung Decke. Dabei bleibt die Ferse am Boden. Wenn Sie nicht genügend Spannung haben, setzen Sie die Fersen weiter auseinander.

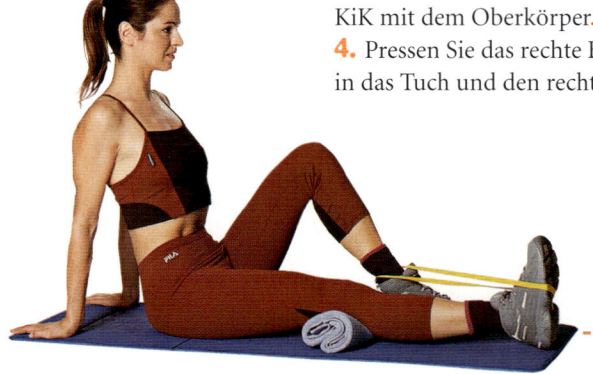

Überall und zwischendurch

Fuß gegen das Band, bis das Bein absolut ausgestreckt ist. Sie müssen eine Spannung um das Knie herum spüren. Die Kniescheibe wird von den Muskeln nach oben gezogen. 2 Sekunden halten. 2 Sekunden entspannen und locker lassen, aber nicht beugen. Wiederholen Sie die Streckung nochmal, und halten Sie sie wieder 2 Sekunden lang.

➤ 8- bis 16-mal pro Bein wiederholen. Fangen Sie immer mit dem schwächeren Bein an, wechseln Sie, und nehmen Sie dann nochmal das schwächere Bein.

Variante und Steigerung

➤ Drehen Sie das Bein nach außen, und üben Sie in dieser Position. So wird der *M. vastus medialis* noch intensiver trainiert.

➤ Wenn Sie das Bein nach innen drehen, geht die Übung mehr auf den *M. vastus lateralis,* den Muskel an der Außenseite des Knies (siehe auch Seite 45).

Die folgenden Übungen sind schnell gemacht und absolut wirksam als Muntermacher. Ob im Büro nach der Kaffeepause oder bei einer Rast nach 300 Kilometern Autofahrt. Für alle, die immer sagen, sie hätten keine Zeit, gibt es ab sofort keine Entschuldigung mehr. Das Zauberband ist immer parat, denn es passt in jede Schublade, jedes Handschuhfach, jede Tasche! Und Sie können diese drei Übungen in weniger als 2 Minuten machen!

Für Bizeps und Trizeps

Pull-up und -down

1. Setzen Sie sich hin, die Beine in einem 90-Grad-Winkel. Oder üben Sie im Stand, die Füße schulterbreit. KiK!

2. M³: Beugen Sie beide Arme rechtwinklig an, und drücken Sie die Ellbogen an den Körper. Drehen Sie die linke Handfläche nach oben, die rechte nach unten. Ohne die Oberarme zu bewegen, beugen Sie den linken Unterarm nach oben und strecken den rechten Unterarm ganz nach unten aus. Links müssen Sie spüren, wie der Bizeps sich zusammenzieht. Rechts spüren Sie den Muskel im hinteren Oberarm: den Trizeps.

3. Wickeln Sie nun das Band doppelt um beide Hände. Halten Sie die Arme gebeugt, die linke Handfläche nach oben und die rechte nach unten. Drücken Sie die Ellbogen fest an den Körper, damit die Oberarme fixiert sind.

4. Nun führen Sie dieselbe Bewegung wie in Schritt 2 aus: Ziehen Sie langsam den linken Unterarm nach oben, und drücken Sie gleichzeitig den rechten Unterarm ganz

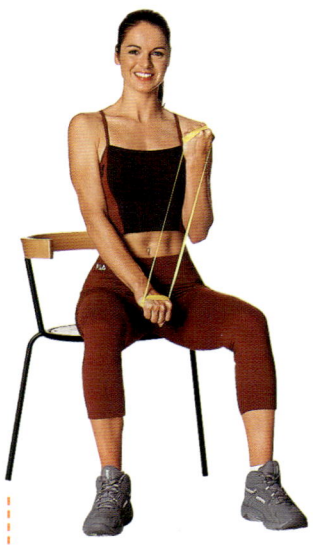

nach unten, bis der Arm vollkommen ausgestreckt ist. Ziehen Sie dabei die Schulterblätter tief nach unten!

➤ Je nach Zeit: 4- bis 8-mal links/rechts/(links).

Wichtig: Die Oberarme bewegen sich absolut *nicht!*

Schultermuskeln – und etwas mittlerer Rücken

1. Üben Sie im Sitzen oder im Stand, je nach Situation. KiK. Halten Sie die Arme in Brusthöhe so, als würden Sie einen großen Strandball oder

ein Bierfass umarmen, Handrücken nach außen.
2. M³: Ziehen Sie die Schulterblätter tief nach unten und nach innen zur Wirbelsäule. Danach führen Sie die Arme in der runden Position langsam auseinander. Die Armbewegung muss die Muskeln im mittleren Rücken noch stärker zusammenziehen. Achten Sie darauf, dass Sie die Schulterblätter unten und innen halten, auch wenn Sie die Arme wieder in die Startposition zurückführen. Spüren Sie im Rücken, wie die Muskeln arbeiten, um zusammenzubleiben. Im mittleren Schulterbereich müssten Sie auch ein Ziehen spüren.

3. Halten Sie das Band in beiden Händen, Handrücken nach außen. Handgelenke bleiben in einer Linie mit den Unterarmen. Die gerundete Armposition wird durch die ganze Übung beibehalten.
4. KiK! Einatmen. Beim Ausatmen schieben Sie die Schulterblätter noch tiefer nach unten-innen. Dann ziehen

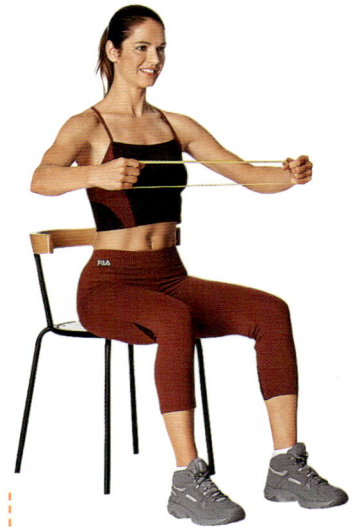

Sie die Arme langsam auseinander – der Zug kommt aus den gesamten Armen. Die Handgelenke bleiben stabil.
5. Beim Einatmen bringen Sie die Arme wieder so weit zusammen, dass das Band noch gespannt ist.

➤ 4- bis 8-mal je nach Zeit.

Quadrizeps
Beinpresse für unterwegs

1. Sie sitzen auf der Stuhlkante, die Beine im 90-Grad-Winkel, die Füße flach am Boden. KiK!
2. M³: Heben Sie das rechte Bein leicht an, drehen Sie es

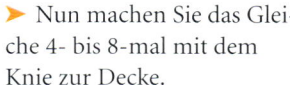

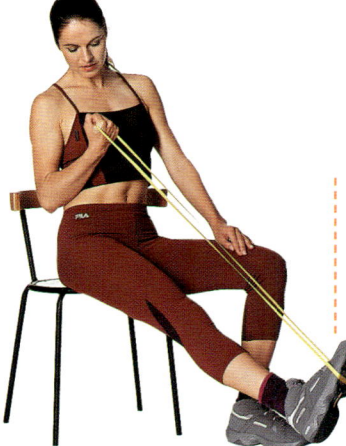

nach innen, und strecken Sie es dann nach vorn-unten vollkommen aus.

Wo haben Sie am meisten gespürt? An der Außenseite des Knies?

Nun winkeln Sie das Bein wieder an und halten es so, dass das Knie zur Decke zeigt. Jetzt strecken Sie es erneut aus. Spüren Sie mehr im vorderen Oberschenkel knapp über dem Knie?

Jetzt drehen Sie das Bein nach außen und strecken es ganz aus. Hier werden Sie es in der Innenseite des Knies spüren.

3. Legen Sie das Band um den rechten Fuß. Das andere Ende halten Sie fest in der rechten Hand, die Handfläche zur Decke. Beugen Sie den rechten Arm zu einem 90-Grad-Winkel. Das Handgelenk bleibt absolut stabil.

4. Jetzt heben Sie das Bein etwas an und drehen es nach außen. Schieben Sie die Ferse nach vorn, und strecken Sie das Bein vollkommen aus.

➤ 4- bis 8-mal ausstrecken.

➤ Nun machen Sie das Gleiche 4- bis 8-mal mit dem Knie zur Decke.

➤ Zuletzt drehen Sie das Bein nach innen und strecken es so 4- bis 8-mal aus.

➤ Dann machen Sie das Ganze mit dem anderen Bein.

Tipps: Der Arm, der das Band hält, bleibt absolut still. Die Pobacken müssen immer Kontakt zum Stuhl haben, und das Knie muss bei jeder Streckung ganz durchgedrückt sein, damit die Muskeln um das Knie wirklich aktiviert werden.

Fangen Sie mmer mit dem schwächeren Bein an.

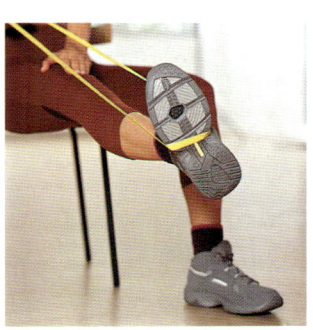

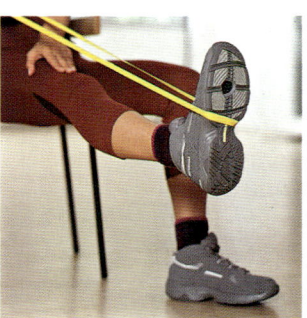

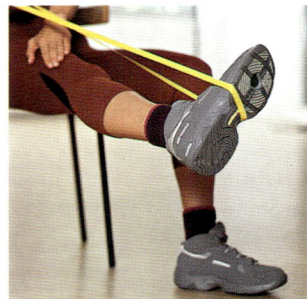

Gesucht – gefunden

Buchtipps

Mehr Infos in Sachen Fitness

Jennifer Wade: Basic Fitness; Gräfe und Unzer Verlag, München

Jennifer Wade: Fatburner – das Fitnessprogramm; Gräfe und Unzer Verlag, München

Jennifer Wade: Personal Fitness Training; Cormoran Verlag, München

Covert Bailey: Fit oder fett?; Habegger AG, CH-Derendingen

T. Dargatz / A. Koch: Aqua Fitness; Copress Verlag, München

Ingo Froböse / S. Waffenschmidt (Hrsg.): Trainingsbuch Indoor-Cycling; Rowohlt TB-Verlag, Reinbek/Hamburg

K. Hottenrott/M. Zülch: Ausdauertrainer Radsport; Rowohlt TB-Verlag, Reinbek/Hamburg

Ron A. Johnson: Inline-Skating Rollerblading easy; Humboldt-TB-Verlag Jacobi KG, München

Ulrich Strunz: Forever Young. Das Erfolgsprogramm; Gräfe und Unzer Verlag, München

T. Wessinghage: Laufen. Der Ratgeber für Ausrüstung, Technik, Training, Ernährung und Laufmedizin; BLV, München

Fatburner-Ernährung

Geoff Bond: Natural Eating. Natürlich fit und gesund essen; Beust Verlag, München

Kenneth H. Cooper: Gesundheitsfaktor Ernährung; BLV Verlagsgesellschaft mbH, München

Marion Grillparzer: Fatburner – So einfach schmilzt das Fett weg; *und:* Fatburner. Das Ernährungsprogramm – mit Fett-weg-Garantie; Gräfe und Unzer Verlag, München

Angelika Illies: Rezepte gegen Cellulite; Gräfe und Unzer Verlag, München

Hilfreiche Adressen

Erleben Sie KiK live! Wenn Sie eine/n qualifizierte/n Trainer/in suchen, wenden Sie sich an:

QPT® Qualified Personal Training
Postfach 15 11
82305 Starnberg
E-Mail: qptwade@hotmail.com

Seminare von Jennifer Wade

Infos unter:
www.jenniferwade.de

Fragen zum Training?

E-Mail: qptwade@hotmail.com

Bezugsquellen für Rubberbänder

● internetshop:
www.jenniferwade.de

● Fa. DEHAG
Tel. 0 22 34 / 27 69-3
Fax 0 22 34 / 2 37 66
E-Mail: info@dehag.de

● WARM SPORTS equipment GmbH
Leverkusenstr. 13
D-22761 Hamburg
Tel. 040 / 3990-4135
Fax 040 / 3990-4108
E-Mail: equipment@warmsports.de

Own Zone

Eine kostenlose Liste von Own-Zone-Kursen erhalten Sie bei:
Own Zone Office in Hamburg
Telefon: (0221) 94 80 06 11
Fax: (0221) 94 08 06 20
E-Mail: Jens.Wagner@polar.fi
www.ownzone-healthclub.de

tipp:

EIN HAUCH PUDER …

… tut dem Rubberband gut:

➤ Legen Sie es nicht auf den Heizkörper oder in die Sonne. Bewahren Sie es in einer Plastiktüte auf. Um es geschmeidig zu halten, geben Sie hin und wieder etwas Babypuder aufs Band. Wird es spröde, leiert aus oder zeigt Risse, wird es Zeit, ein neues zu kaufen.

Sachregister

Wichtiger Hinweis

Die Ratschläge des vorliegen-
den Buches wurden sorgfältig
recherchiert und haben sich in
der Praxis bewährt. Alle Lese-
rinnen und Leser sind jedoch
aufgefordert, selbst zu ent-
scheiden, ob und inwieweit sie
die Anregungen aus diesem
Buch umsetzen wollen. Autorin
und Verlag übernehmen keine
Haftung für die Resultate.
Bitte beachten Sie die Hinweise
auf Seite 15 und 46!

Über die Autorin

Jennifer Wade ist Deutschlands
bekannteste Fitness-Trainerin:
1948 in Detroit (USA) geboren,
seit 1974 in München. Staatlich
geprüfte Tanzpädagogin, Tanz-
ausbildung an der School of
American Ballet, Fortbildung in
Personal Training, Fitness und
Aerobic. Beraterin für Firmen der
Fitnessbranche. Gründung und
Durchführung der QPT®-(Qualified Personal Trainer)-Ausbil-
dung in Deutschland und Öster-
reich. Konzeption und Modera-
tion einer Fernseh-Fitness-Serie
und von Fitness-Videos. Zahlrei-
che Veröffentlichungen.

Dank

Wir bedanken uns bei der Firma
Karstadt Sport, München, die
uns freundlicherweise Sportaus-
rüstung zur Verfügung stellte.

A. J.'s Aerobic & Fitness, München, danken wir dafür, dass wir
in ihren Räumen fotografieren
durften.

Ein spezieller Dank an Petra
Franz für ihren Einsatz als Foto-
modell!

Besonders danken möchte ich
Gabi Knobloch, meiner rechten
und linken Hand!

Impressum

© 2002 Gräfe und Unzer Verlag
GmbH, München
Alle Rechte vorbehalten, Nach-
druck, auch auszugsweise, sowie
Verbreitung durch Film, Funk,
Fernsehen und Internet, durch
fotomechanische Wiedergabe,
Tonträger und Datenverarbei-
tungssysteme jeder Art nur mit
schriftlicher Genehmigung des
Verlages.

Bildnachweis

Fotoproduktion einschließlich
Titelbild: Martin Wagenhan
Styling: Susa Lichtenstein

Redaktion: Ilona Daiker
Lektorat und Gestaltung:
Felicitas Holdau
Layout: Heinz Kraxenberger
Umschlag: independent
Medien-Design
Herstellung: Helmut Giersberg
Lithos: W & Co., München
Druck/Bindung: Alcione, Trento

ISBN 3-7742-4783-8

Auflage	6.	5.	4.	3.
Jahr	06	05	04	03

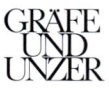

GRÄFE UND UNZER

Ein Unternehmen der
GANSKE VERLAGSGRUPPE